老年病学常见慢性病

防治问答

毛梅 主编

编委

潘波 赖亚宇 欧素巧

陈月 孙丽君

重庆出版集团 重庆出版社

图书在版编目(CIP)数据

老年病学常见慢性病防治问答/毛梅主编.—重庆:重庆出版社,2022.2
　　ISBN 978-7-229-16624-3

　　Ⅰ.①老…　Ⅱ.①毛…　Ⅲ.①老年病—慢性病—防治—问题解答　Ⅳ.①R592-44

中国版本图书馆CIP数据核字(2022)第017504号

老年病学常见慢性病防治问答
LAONIAN BINGXUE CHANGJIAN MANXINGBING FANGZHI WENDA
毛　梅　主编

责任编辑:苏晓岚　卢玫诗
责任校对:刘　艳
装帧设计:何海林

 重庆出版集团
　　　　　重庆出版社　出版

重庆市南岸区南滨路162号1幢　邮政编码:400061　http://www.cqph.com

重庆出版社艺术设计有限公司制版
重庆天旭印务有限责任公司印刷
重庆出版集团图书发行有限公司发行
E-MAIL:fxchu@cqph.com　邮购电话:023-61520646
全国新华书店经销

开本:890mm×1240mm　1/32　印张:12.625　字数:186千
2022年2月第1版　2022年2月第1次印刷
ISBN 978-7-229-16624-3
印数:1-5000
定价:45.00元

如有印装质量问题,请向本集团图书发行有限公司调换023-61520678

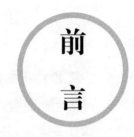

前言

2017年10月,习近平总书记在中国共产党第十九次全国代表大会上的报告中指出:"积极应对人口老龄化,构建养老、孝老、敬老政策体系和社会环境,推进医养结合,加快老龄事业和产业发展。"近年来由于生育率下降和平均预期寿命增长,人口老龄化速度正在加快。"十四五"时期,我国将从轻度老龄化社会进入中度老龄化社会。人口老龄化事关全局,影响到民族兴衰和国家长治久安,因此,必须从中长期的国家战略角度布局顶层设计。党的十九届五中全会首次提出"实施积极应对人口老龄化国家战略",这是以习近平同志为核心的党中央总揽全局、审时度势后作出的重大战略部署。

实施积极应对人口老龄化国家战略,让每位老年人都能生活得安全、安心、静心、舒心,实现广大老年人及其家庭日益增长的对美好生活的向往，国家层面要建立积极健康的老龄化支持体系；与此同时，老年群体自身也要树立积极老龄化理念，明确每个人都是自己健康的第一责任人，培养更健康的生活方式。"积极老龄化"既是一种观念也是一种行为，它是指从国家、社会、组织和老年人个人共同努力，最大限度地提高老年人"健康、参与、保障"水平，确保所有人在逐步进入老龄过程中能不断改善身体素质、提升生活质量，促使所有人在老龄化过程中能够充分发挥自己体力、社会、精神等方面的潜能，保证所有人在老龄化过程中能够按照自己的权利、需求、爱好、能力参与社会活动，并得到充分的保护、照料和保障。这样积极应对的理念是一种解决老龄化问题的新思想、新理念和新方法。

本书通篇贯穿积极老龄化的理念，坚持问题导向，坚持综合应对，坚持老年人医学慢病管理"上医治未病，下医治已病"，强调"未病先防，已病早治，既病防变，瘥后防复"，顺应国际化老年医学慢病管理发展的最新趋势，针对老年病学中的常见慢性病，如高血压、冠心病、慢性阻塞性肺病、糖尿病、脑卒中等的基本医学知识及慢性病症的自我管理如何综合施策，采用专家讲得明、群众听得懂、内容易接受的方式,围绕老年病临床表现、疾病病因、诊断方法、治疗手段等方面展开,对疾病防治、健康管理(包括健康生活方式、运动处方、疾病预防、合理用药等)进行详细阐释,并针对一些错误观点和患者疑惑作了回应,普及可靠、实用的防病治病知识。本书适用于从事老年医学的专业人员、普通的老年人群及与老年相关的照护和服务人员。书中开展健康宣教、培训、早期筛查、建档大数据管理,便于疾病追踪、个体化精准管理,真正实现"早防、早治、防变、防复"的医疗理念,在老年慢性病、共病的管理方面可起到重要作用。

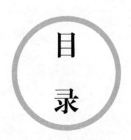

目 录

冠心病　　29

慢性阻塞性肺疾病   61

脑卒中　　　　　　　　　　　　　89

帕金森病 155

高尿酸血症和痛风

骨质疏松症 *241*

尿便排泄障碍 267

营养不良

老年精神障碍 *327*

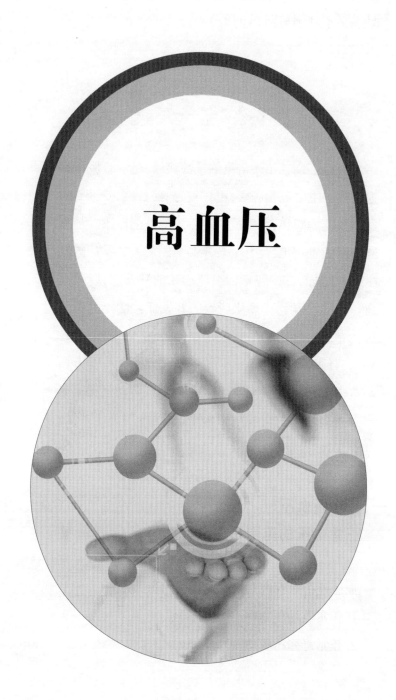

高血压

高血压是老年人常见的慢性疾病,是冠心病和脑血管病的主要危险因素,可导致心、脑、肾重要脏器的结构和功能破坏,严重威胁老年人的身体健康。与非高血压的老年患者相比,老年高血压患者并发症的发生明显增加,其中包括高血压所致的并发症,以及高血压导致动脉粥样硬化所致的并发症。老年高血压患者常同时伴有脑血管疾病、心血管疾病、外周动脉疾病、肾脏受损等情况,其临床表现、诊断治疗等方面都有自身特点,了解和掌握这些特点,有助于提高老年人对高血压的自我防护水平,达到合理降压,降低死亡率、病残率和改善生活质量的目的。

一、什么是血压? 正常血压的范围是多少?

血压是指血管内血液对血管壁的侧压力。

1. 正常收缩压90~140 mmHg。

2. 正常舒张压60~90 mmHg。

3. 正常脉压30～40 mmHg。

二、什么是高血压?
高血压分几级?

高血压是指未使用降压药物的情况下,非同日3次测量血压,收缩压≥140 mmHg和(或)舒张压≥90 mmHg。高血压按血压水平分3级:

高血压分级	收缩压(mmHg)	舒张压(mmHg)
高血压1级	140～159	90～99
高血压2级	160～179	100～119
高血压3级	≥180	≥120

三、人的血压变化有规律吗?

生理状态下血压变化是有规律的,典型的变化呈"双峰一谷",但老年患者可能会出现夜间血压升高现象。

1. 上午8～10点:第一个高峰。

2. 下午4～6点:第二个高峰。

3. 夜间2~3点:最低。

四、目前常用的血压计有哪些?

目前测量血压的血压计有3类:水银柱式血压计、电子血压计和气压表式血压计。家庭常用建议选择袖带式电子血压计,准确、方便,以≥135/85 mmHg即可诊断为高血压。

仪器	水银柱血压计	动态血压监测仪	上臂式电子血压计
高血压诊断标准(mmHg)	≥140/90	24 h≥130/80	≥135/85
		白天≥135/85	
		夜间≥120/70	

五、如何正确规范地进行血压测量?

正确规范进行血压测量需要准确把握"三个基本要点":

1. 设备精准:选择一款经严格认证合格的医用上臂

式电子血压计,按期进行校准。

2. 安静放松:测量血压前安静休息至少5~10分钟,同时测量前30分钟内禁止吸烟、喝茶或喝咖啡以去除相关可能的影响因素,测量时取坐位,保持身体自然放松,不说话,双脚自然平放。

3. 位置规范:使上臂中点与心脏处于同一水平线上,血压计的袖带下缘位于肘窝上方约两横指处,松紧合适,以能插入1~2指为适宜。

六、如何正确读取或记录血压值?

1. 初次就诊测量血压时,需测量记录双上臂血压,以后常以测量记录较高一侧血压为主。若双上臂血压测量差值超过20 mmHg,需进一步完善相关检查以排除锁骨下动脉狭窄的可能。

2. 每次测量血压需测量2次,每次测量间隔约1~2分钟,记录两次结果的平均值,如果2次结果值差异超过10 mmHg,则进行第3次测量,记录第2次和第3次测量结果的平均值。

3. 随访期间,如果第1次测量结果<140/90 mmHg,

则不需要额外测量。

七、一天之中什么时间测量血压最佳?

一天中测量血压的最佳时间是相对的。生理状态下人体一天中血压呈规律性变化,清晨醒后血压会逐渐上升,血压值的两个最高峰出现在上午8～10点和下午4～6点左右,因此通常我们可以选择这两个高峰时段进行血压测量,一般每天可以测量2～3次血压。血压控制不佳者要增加测量次数,可选择早上醒后、上午8～10点、中午、下午3～5点、晚餐前、睡前测量,测量血压的时间要相对固定以保证测量的准确性和可比性。

八、什么是24小时动态血压检查? 动态血压检查有什么作用?

24小时动态血压检查是一种采用自动血压测量仪器进行24小时血压测量的检查,具有测量次数多、无测量者误差、避免白大衣效应等优势。目前临床上主要采用动态血压检查诊断白大衣高血压、隐蔽性高血压和单纯夜间高血压、观察异常的血压节律与变异、评估降压疗效、全时间段(包括清晨、睡眠期间)的血压控制等。

九、高血压的危险因素有哪些?

1. 超重和肥胖:超重和肥胖与高血压密切相关,我国人群中 35～64 岁中年人的超重率达 38.8%,肥胖率为 20.2%,其中女性高于男性,城市人群高于农村,北方居民高于南方。

2. 过量饮酒:过量饮酒分为危险饮酒(男性标准为 41～60 g,女性标准为 21～40 g)和有害饮酒(男性为 60 g 以上,女性为 40 g 以上),两者均是导致血压升高的重要危险因素。

3. 高钠低钾膳食:研究发现我国 18 岁及以上居民的平均烹调盐摄入量为 10.5 g,远远高于推荐盐摄入量标准的 6 g。

4. 长期精神紧张:长期精神紧张(包括焦虑、担忧、心理压力紧张、愤怒、恐慌或恐惧等)是高血压患病的危险因素,研究表明有精神紧张者发生高血压的风险是正常人群的 1.18 倍。

5.其他：其他危险因素包括年龄、高血压家族史、缺乏体力活动、昼夜变化、排便不畅、进食量多、抽烟、长期饮酒、生活不规律、睡眠不佳、过度劳累、体位突变、季节变化、寒冷刺激，以及糖尿病、血脂异常等。大气污染（PM2.5、二氧化硫、臭氧等污染物等）也会增加高血压的发生风险。

十、高血压分哪些类型?

高血压分为原发性高血压和继发性高血压两大类：

1.原发性高血压：即找不到原因或病因不明的高血压，主要与遗传因素和生活因素有关。

2.继发性高血压：病因清楚，指因为内分泌性或者血管的异常所导致的高血压，如患者有甲状腺功能亢进、原发性醛固酮增多症、肾脏病变等所致的高血压。

十一、高血压常见的临床症状有哪些?

大多高血压患者无明显症状，常在体检时发现，当出现以下症状时要高度警惕：

1. 头晕、头痛：最常见，有时为一过性，有时持续。多为搏动性胀痛或持续性钝痛，严重者为炸裂性剧痛。

2. 耳鸣：持续时间长，如蝉鸣，"嗡嗡"作响，会导致注意力不集中、记忆力减退。

3. 手脚麻木：常见手指和脚趾麻木，皮肤有如虫子爬行或背部肌肉紧张酸痛的感觉。

4. 烦躁、心悸、失眠：高血压患者多急躁、易激动，高血压心脏病会出现心悸、失眠易醒等症状。

5. 出血：多见鼻出血，其次是眼底和结膜出血、脑出血。

十二、高血压会造成哪些靶器官损害及并发症？

高血压会对身体不同器官造成影响，导致各种不同的并发症，其主要损伤心脏、脑、肾、眼等靶器官。

1. 作用于心脏：可能会导致心脏舒张及收缩功能障碍、左心室肥厚，严重的会导致心脏功能不全、冠状动脉硬化、心肌梗死。

2. 作用于脑部血管：长期高血压可导致脑动脉硬化，引起血栓形成导致脑卒中；脑出血和脑梗死是高血压疾病最常见的并发症。

3. 作用于肾脏:长期高血压可使肾动脉硬化、肾小球损伤、肾脏萎缩,引起肾功能不全,严重者可导致肾功能衰竭、尿毒症。

4. 作用于眼睛:可能导致视网膜动脉硬化,引起视野缩小、视乳头水肿、黄斑病变、眼底出血等并发症,严重者出现视力下降,甚至失明。

5. 作用于外周血管:常见的有下肢动脉粥样硬化、下肢动脉闭塞,引起常见的跛行、走路痛。

十三、高血压患者常需要做哪些检查?

1. 体格检查:测量血压、脉率、BMI、腰围及臀围,听诊颈动脉、胸主动脉等大动脉有无杂音,全面的心肺检查、腹部检查以及神经系统查体等。

2. 实验室及影像学检查:血生化、血常规、尿液分析、尿白蛋白/肌酐比值、尿蛋白定量、心电图、超声心动图、颈动脉超声、眼底照相、胸部X线摄片、踝臂血压指数(ABI)等,同时依据病情可以进一步选择行血同型半胱氨酸、肾上腺彩超、CT或磁共振等检查。

3.遗传学分析：目前仅适用于一些单基因遗传性高血压疾病的诊断。

4.血压测量：包括诊室血压测量、动态血压监测、家庭血压监测等。

十四、如何早期发现和确诊高血压？

对大多数的患者而言，高血压通常没有自觉症状，常常是在体检或偶尔测血压时才意外发现血压升高。还有部分患者甚至是在发生心脏病、脑卒中、肾功能衰竭需要治疗时，才知道自己患有高血压，因此，高血压被称为"无声杀手"。高血压会造成身体许多重要器官功能损害，例如心、脑、肾、全身血管、眼底等重要器官发生受损或并发症，影响患者生活质量，甚至危及生命。因此，对于高血压应做到早发现、早诊断、早干预、早治疗，防止靶器官受损或并发症的发生。

1.血压正常的成人每两年至少测量1次血压，有高血压危险因素者每半年至少测1次血压。

2.有头晕头痛、眼花、耳鸣、失眠、心悸、胸闷气促、体形肥胖、睡觉打鼾、乏力、记忆力减退、肢体无力或麻痹、夜尿增多、泡沫尿等症状,尤其老年人有上述症状,存在血压升高可能,应尽快就诊。

十五、什么是高同型半胱氨酸血症? 什么是H型高血压?

血浆同型半胱氨酸是人体内氨基酸进行代谢过程中的一种产物,血浆同型半胱氨酸升高(≥10 μmol/L)即为高同型半胱氨酸血症,同时伴有原发性高血压则称为H型高血压。

叶酸、维生素B_{12}和维生素B_6的缺乏都可能引起高同型半胱氨酸血症,进一步增加脑卒中的发病风险。

十六、高同型半胱氨酸(Hcy)血症有哪些危害?

1. 损害血管内皮、改变脂质代谢及促进血栓形成。
2. Hcy水平升高与高血压的发生、发展密切相关。
3. 与脑卒中及冠心病的发病风险显著相关。
4. 能与高血压协同作用,显著增加脑卒中风险。

十七、高Hcy血症对老年人有哪些影响？

高 Hcy 血症可能损伤全身微血管和大血管，导致高血压、脑卒中及相应的靶器官损害、静脉血栓、骨质疏松、老年痴呆、精神障碍等并发症。

十八、H型高血压的危险因素有哪些？

1. 遗传因素：人体内基因的缺陷或突变所致。

2. 营养状况：摄入维生素 B_6、维生素 B_{12}、叶酸等关键物质不足，可能引起Hcy在体内堆积。

3. 疾病因素：慢性肾功能不全、甲减、肝病、溃疡性肠炎等会影响Hcy的分解代谢。

4. 药物因素：长期服用某些药物(如异烟肼、卡马西平、氨甲蝶呤等)，会干扰机体代谢，导致Hcy升高。

5. 年龄和性别：Hcy随年龄增加而升高，男性高于女性，绝经后女性高于绝经前女性。

6. 不良生活方式：过量饮酒、咖啡或浓茶，吸烟，高脂饮食，摄盐多，缺乏运动，精神压力过大等。

十九、如何防治H型高血压?

1. 一般治疗:在一般高血压患者的生活方式干预基础上,应尽可能多地食用富含叶酸的食物,如肝、绿叶蔬菜、豆类、柑橘类水果、谷类等。

2. 药物治疗:建议在降压治疗的基础上联合补充叶酸(每天摄入0.8毫克叶酸),研究证明马来酸依那普利叶酸片治疗有效。在医生指导下,用相应药物替换掉一些可导致Hcy升高的药物。

二十、什么是药物相关性高血压?
药物相关性高血压如何治疗?

老年人合并基础疾病多,常需要服用多种药物,而某些药物本身或药物之间相互作用可能会升高血压,进而导致药物相关性高血压的形成。药物相关性高血压是指由于药物本身药理和(或)毒理作用,药物之间的相互作用,或用药方法不当导致的血压升高。

常见能够引起血压升高的药物:非甾体类抗炎药(如常见的一些止痛药)、激素类(雌激素、促红细胞生成素、糖皮质激素)、抗抑郁药、免疫抑制剂、血管生成抑制剂及甘草等。

以下情况需怀疑药物相关性高血压：

①血压升高与所用药物在时间上有合理关联；②该药物说明书明确提示其药理作用有致高血压的可能；③有此药单用或与其他药物合用导致高血压的相关报道；④停用此药后血压可恢复至用药前正常水平。

药物性高血压的处理原则：①立即停用致高血压药物；②由于病情需要，不能停用此种致高血压药物或停药后血压不能恢复者，可监测血压，予以降压药物对症降压治疗；③根据具体药物引起血压升高和影响降压药作用的机制，制定选择合理降压方案；④积极治疗并发症。

二十一、什么是难治性高血压？难治性高血压的处理原则是什么？

难治性高血压是指在改善生活方式基础上应用了可耐受的足够剂量且合理的3种降压药物（包括1种噻嗪类利尿剂）至少治疗4周后，诊室和诊室外（包括家庭血压或动态血压监测）血压值仍在目标水平之上，或至少需要使用4种药物才能使血压达标。

难治性高血压处理原则：①到相关高血压专业医生或心血管病专科医院就诊；②长期进行诊室外血压测量（家庭血压及动态血压），同时养成长期用药的依从性；③尽量消除肥胖、不健康饮食、不良生活习惯等影响因素；④由医生评估后调整降压方案；⑤效果仍不理想者，依据患者特点同时使用4种降压药进行治疗。

二十二、什么是高血压急症？
遇到高血压急症怎么办？

高血压急症是指原发性或继发性高血压患者在某些诱因作用下，血压突然和显著升高（一般超过180/120 mmHg），同时伴有进行性心、脑、肾等重要靶器官功能不全的表现，包括高血压脑病、高血压伴颅内出血（脑出血和蛛网膜下腔出血）、脑梗死、心力衰竭、急性冠状动脉综合征（不稳定型心绞痛、急性心肌梗死）、主动脉夹层等。

一旦发生高血压急症，应密切监测患者血压及生命体征，积极去除或纠正引起血压突然升高的诱因或病因，可酌情使用有效的镇静药以消除患者的恐惧心理，同时尽快拨打急救电话将患者送往医院就医,使患者尽快控制血压,以阻止心、脑、肾等靶器官进一步受损,降低并发症、改善预后。

二十三、老年高血压有哪些临床特点?

1. 老年高血压患者常见收缩压升高和脉压增大,随着年龄增长,合并钙化性心脏瓣膜病发生率增高。

2. 由于血压调节能力下降,体位变化、进餐、情绪、季节、温度对老年人血压影响显著,老年高血压患者时常发生体位性低血压、餐后低血压、血压昼夜节律异常等。

3. 老年高血压患者常伴有多种危险因素和相关疾病,如合并糖尿病、高脂血症、肾脏疾病、心脑血管病等。

4. 高血压患者如伴有严重的动脉硬化,在进行血压测量袖带加压时难以压缩肱动脉,所测量血压值可能出现高于实际血压值的现象,此种现象称为假性高血压。而老年高血压患者常伴有严重的动脉硬化症,因此假性高血压现象在老年人群中多见。

二十四、老年人血压波动有哪些常见的表现？

1. 血压昼夜节律异常：正常人的血压表现为夜晚血压低、白天血压高，大多数正常人清晨觉醒和起床后血压会有一个明显升高，在 8 ~ 10 点之间到达一个高峰；此后血压逐渐下降，在下午 4 ~ 6 点，血压再次开始升高；此后再次缓慢下降，直到凌晨 2 ~ 3 点左右，下降至最低点，这就是我们常说的血压"杓型"现象。这种现象对适应机体的正常生理活动、保护心血管结构和功能等多方面都起着重要的作用。但随着年龄增长，这种"杓型"现象逐渐弱化，常出现夜间血压升高，使老年人出现血压昼夜节律异常，导致身体靶器官损害、心血管急性事件、脑卒中和死亡的风险增加。

2. 与体位有关的血压波动：常常包括体位性低血压、体位性高血压、体位性低血压合并卧位高血压等表现。

（1）体位性低血压是由卧位变为直立体位的 3 分钟内，出现收缩压下降大于 20 mmHg 或者舒张压下降大于 10 mmHg，但对于一部分老年人，直立时间大于 3 分钟后才会出现明显的血压下降现象。体位性低血压常常会出现头晕、乏力、心悸、出汗等不适症状，大多数会持续几分钟到十几分钟不等。少数症状严重者会出现晕厥、跌倒，也有许多老年人不会出现或感到明显不适。体位性低血压不仅可能导致老年人的认知功能受损、活动减少、情绪波动，还可能导致心绞痛、心梗、中风和死亡的风险增高。

（2）体位性高血压是指由卧位转变为直立位后的3分钟内，收缩压升高超过了20 mmHg。此种现象也以老年多见，同时可能与靶器官损害和脑卒中风险的发生率增加有关，症状轻者可无特异性表现，而严重者可能出现心悸、倦怠等表现。

（3）体位性低血压合并卧位高血压是指有体位性低血压基础之上，在卧位时收缩压大于140 mmHg和（或）舒张压大于90 mmHg，此种现象也是老年人较为常见的一种表现。

3. 晨峰血压增高：是指在起床后2小时内的收缩压平均值减去夜间睡眠时收缩压最低平均值（包括最低值在内1小时收缩压的平均值或夜间收缩压最低值前后共3次SBP的平均值）大于35 mmHg。晨峰血压增高的老年人，发生急性心脑血管事件或死亡风险都显著增加。

4. 餐后低血压：是指在进餐后2小时内，收缩压较进餐前下降超过20 mmHg；或餐前收缩压大于100

mmHg,而餐后小于 90 mmHg;或餐后血压下降未达到上述标准,但出现餐后心脑缺血症状。随年龄的增长餐后低血压发生的概率也随之上升,三餐中以早餐后低血压发生率最高,相对于体位性低血压,我国老年人群餐后低血压的发生率更高,大多表现为头晕、乏力、视物模糊、嗜睡、晕厥、跌倒等症状。

5. 白大衣性高血压:指诊室血压大于 140 / 90 mmHg,但诊室外血压正常的一种现象,老年人较其他年龄人群发生率高,此类老年人群发生持续性高血压、靶器官损害、心血管病和死亡的风险也明显增加。

6. 隐蔽性高血压:此类患者表现与白大衣性高血压患者症状相反,患者在诊室内血压正常,但行动态血压监测或家庭自测血压时却出现血压升高的现象。随着年龄的增长,隐蔽性高血压的发生率也增高,且发生心血管事件及死亡风险比白大衣性高血压更高。

二十五、为什么老年人容易出现血压波动?

血压波动是人类血压一种最基本的生理特征,指在一定时间内血压有一定程度的变化,年龄是影响血压的一个重要因素,随着年龄增加,血压波动的幅度和频率也会显著增加。研究发现,老年人之所以更容易出现血压波动,主要与老年人大动脉弹性下降、血管内皮功能紊乱、压力反射敏感程度降低、自主神经功能失调、内分泌功能减弱、肾脏排钠和容量调节能力减弱等多方面综合因素相关。因此,老年人不仅血压的平均水平高于中青年人,而且血压的波动幅度和频率也远远超过中青年人。

二十六、老年人如何更好地避免血压波动?

1. 充分了解血压波动的特点:密切监测血压变化情况,掌握其变化规律,寻找与异常血压波动有关的因素。

2. 纠正不良生活方式和不利于身心健康的行为及习惯:调整膳食结构,摄入多种新鲜蔬菜、水果、鱼类等,严格控制脂肪的摄入量;减少食盐摄入,摄入量控制在每天5~6克以下;戒烟限酒,同时避免吸入二手烟;根据个人爱好和身体状况选择适合自己的运动,并长期坚持;保持心理健康,减少情绪波动,养成有规律的生活习惯。

3. 去除诱因和综合治疗:纠正营养不良、便秘、长期焦虑、抑郁或失眠等不良状态;尽量减少生活方式、气候和环境改变对血压的影响;治疗并存疾患,积极治疗心脑血管病、呼吸系统疾病、神经系统疾病、内分泌疾病等原发性疾病。

4. 做好老年人血压的综合管理:通过开展健康知识宣教、定期全面体检和健康评估、进行血压测量培训、鼓励家庭自测血压等方式,进一步提升老年人群对自身血压管理的自觉性和依从性,从而使老年人血压长期保持在一个稳定水平,避免出现血压的大幅度波动。

二十七、老年高血压的降压目标是多少?

老年高血压治疗的主要目标是收缩压达标,共病和衰弱症患者应综合评估后,个体化确定血压起始治疗水平和治疗目标值。降压的目标值应以患者能耐受为原则,特别对于高龄老人更应谨慎,降压治疗前应认真评估降压治疗所带来的获益风险比。

1. 高血压相关指南建议65～79岁高血压患者的第一次降压目标值应＜150/90 mmHg,如能耐受,可进一步使目标血压值＜140/90 mmHg,这样可以降低死亡、卒中和心脏事件的风险;大于80岁的老年人,应降至＜150/

90 mmHg。

2. 伴有肾脏疾病、糖尿病或病情稳定冠心病的高血压患者治疗更宜个体化,一般可以将血压降至130/80 mmHg以下。

3. 对于有脑卒中或短暂性脑缺血发作史的老年高血压患者,收缩压降至130~140 mmHg时,相比更高的目标值,脑卒中复发风险降低。

4. 对于一些高心血管风险的患者,收缩压<140 mmHg是一个合理的目标。

5. 衰弱的高龄老年人降压应注意监测血压,降压速度不宜过快,降压水平不宜过低。

二十八、老年高血压的非药物治疗方式有哪些?

老年高血压患者的非药物治疗对于血压控制非常重要。无论是否选择药物治疗,保持良好的生活方式对于老年群体降压治疗都有不可忽视的作用。非药物治疗是高血压治疗的第一步,也是降压治疗的基本措施,主要包括:健康饮食、规律运动、戒烟限酒、保持理想体质量、改善睡眠和注意保暖。

1. 健康饮食：减少钠盐摄入，增加富含钾的食物摄入，有助于降低血压。世界卫生组织建议每日摄盐量应小于6 g，老年高血压患者应适度限盐。同时，鼓励老年人可以摄入多种新鲜蔬菜或水果、鱼类、豆制品、粗粮、脱脂奶及其他富含钾、钙、膳食纤维、多不饱和脂肪酸等食物。

2. 规律运动：老年高血压及高血压前期患者进行合理的有氧锻炼可有效降低血压。但老年高血压患者需注意控制运动量，不推荐进行剧烈运动，建议老年人以慢跑、步行或游泳等运动为主，每周至少5天、每天的时间不低于30分钟。运动前应进行安全评估，做好防范措施。

3. 戒烟限酒：戒烟可极大地降低心血管疾病发生风险。此外，老年人应限制酒精摄入，男性每日饮用酒精量应<25 g，女性每日饮用酒精量应<15 g。白酒、葡萄酒(或米酒)或啤酒饮用量应分别<50、100、300 mL。

4. 保持理想体质量：尤其对于超重或肥胖的老年高血压患者，需严格控制能量的摄入和适当增加体力活动。维持理想体质量和纠正腹型肥胖能够有助于血压的控制，进而降低心血管疾病的发病风险，但老年人应注意避免过快、过度减重。

5. 改善睡眠:老年人保证充足的睡眠、改善夜间的睡眠质量对血压的控制有重要作用,同时还能够进一步提高老年高血压患者的生活质量和减少心脑血管疾病并发症的发生。

6. 注意保暖:血压往往随着季节的变化而变化,尤其对于老年人,由于其对环境的适应能力和血压自身调控能力较差,因而老年人血压随季节变化而波动,因此,应注意保持室内保暖、通风换气,骤冷或大风低温时应尽量减少外出,适量增添衣物,避免发生血压大幅波动的情况。

二十九、老年高血压如何进行药物治疗?

老年人群使用降压药物时与其他人群有一定差异,使用药物治疗时应遵循以下原则:

1. 小剂量:初始治疗时通常采用较小的有效治疗剂量,根据需要逐步增加剂量。

2. 长效:尽可能使用一天服用一次、降压作用时间长的药物,达到提高患者服药依从性、有效控制夜间和清晨血压的效果。

3. 联合:若单种药物治疗效果欠佳,可采用两种或多种低剂量降压药物联合治疗。单片复方制剂可有助于提高老年患者服药的依从性。

4. 适度:大多数老年患者需要联合降压治疗,但对于年龄超过80岁的老年高血压患者,不建议起始阶段便使用联合药物治疗。

5. 个体化:老年人群个体差异大,不同患者需要根据其具体情况、耐受性、个人意愿和经济承受能力等多方面因素综合考虑后,选择适合患者的降压药物使用。

老年高血压常用的药物主要有以下几类:

1. ACEI 或 ARB 类:常用的包括卡托普利、贝那普利、厄贝沙坦、缬沙坦等。此类药物为老年人优选降压药物,尤其适用于合并心力衰竭、糖尿病肾病、微量白蛋白尿或蛋白尿的高血压患者。

2. 利尿剂:常用的包括氢氯噻嗪、速尿、氨苯蝶啶、螺内酯、吲达帕胺等。利尿剂尤其适合老年高血压、难治性高血压、心力衰竭合并高血压和盐敏感性高血压等患者,与ACEI或ARB类药物联用可降低高钾血症风险。利尿剂单药治疗推荐使用小剂量,并注意监测电解质,以避免不良反应发生。

3. 二氢吡啶类CCB:常用的包括苯磺酸氨氯地平、硝苯地平、马来酸左旋氨氯地平等。此类药物适用于有明显肾功能异常者,且降压作用不受高盐饮食影响。研究发现,以此类药物为基础的降压治疗方案可显著降低高血压患者的心脑血管事件发生风险。

4. β受体阻滞剂:常用的包括酒石酸美托洛尔、琥珀酸美托洛尔、比索洛尔等。此类药物适用于伴快速性心律失常、交感神经活性增高、冠心病或心功能不全者。不建议单纯收缩期高血压的老年患者和卒中患者首选此类药物,除非有此类药物使用的强适应症。

三十、高血压患者怎样进行长期随访管理?

1. 随访频率:对于血压控制尚可、一直处于达标状态的患者,建议患者至少每3个月到相应医疗机构进行1次随访;对于血压控制差、一直未能达标患者,建议约2～4周到相应医疗机构进行1次随访。

2. 随访内容:每次随访时应评估上一次随访至此次随访期间,有无出现新诊断疾病,如糖尿病、慢性肾病或其他心脑血管等老年常见慢性疾病;然后测量血压、心率,监测体重及腰围,评估生活方式,了解服药情况以及有无药物不良反应发生,根据评估结果决定是否需要调整降压药物。

3. 年度评估:高血压患者同样需进行年度评估,建议每年至少进行一次。年度评估除了常规测量血压、心率、体重及腰围外,建议进行血常规、尿常规、尿白蛋白/肌酐比、生化(肝功、肾功、电解质等)、心电图、心脏彩超、动态血压、胸片、眼底照相等辅助检查以进一步了解血压控制情况及靶器官受损情况。

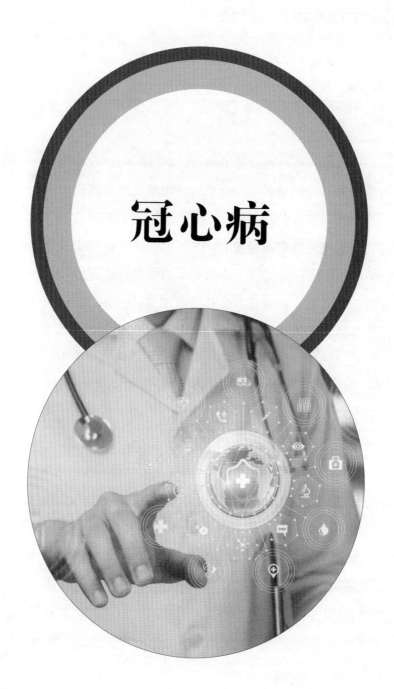

冠心病

冠心病是一种最常见的心脏病,被称为"人类的第一杀手",也是老年人心血管病中常见的致残及死亡原因。冠心病患病率随年龄增加而增加,我国老年冠心病患者亦日益增多,2013年中国第五次卫生服务调查显示60岁以上人群冠心病患病率高达27.8%。由于老年冠心病患者常合并高血压、高脂血症、糖尿病等多种危险因素,冠状动脉病变复杂,易发生心肌梗死,且临床症状常不典型,体弱、脏器功能减退等影响定期检查,因此预后不良,临床漏诊和误诊率高。老年人正确掌握冠心病的相关知识有助于更好地进行疾病管理和急症的自我救治。

一、什么是冠状动脉?

冠状动脉是供给心脏血液的动脉,起于主动脉根部主动脉窦内,分左右两支,行于心脏表面,几乎环绕心脏一周,恰似一顶王冠,故名为冠状动脉。

二、什么是动脉粥样硬化？

动脉粥样硬化是心脑血管系统疾病最常见的疾病，指病变的动脉从内膜开始，先出现脂质和复合糖类积聚、出血及血栓形成、纤维组织增生及钙质沉着，后形成黄色粥样斑块（因动脉内膜积聚的脂质外观呈黄色粥样），因此称为动脉粥样硬化。严重的动脉粥样硬化可发展到阻塞动脉腔，使该动脉所供应的组织或器官发生缺血坏死。

三、什么是冠心病？

冠心病是冠状动脉粥样硬化性心脏病的简称，即冠状动脉粥样硬化使血管管腔狭窄或阻塞，或冠状动脉痉挛导致心肌缺血缺氧或坏死，而引发的心脏病，也称缺血性心脏病。

四、冠心病的危险因素和诱因主要有哪些？

目前冠心病明确的危险因素包括高龄、男性、高血压、吸烟、血脂异常、糖尿病、早发冠心病家族史（一级亲属男性<55岁、女性<65岁发生冠心病），其他尚不明确的危险因素包括肥胖、慢性肾脏疾病、高同型半胱氨酸血症、慢性炎症等。

主要诱因包括：①增加心肌氧耗：感染、甲状腺功能亢进或快速性心律失常；②减少冠状动脉血流：低血压；③血液携氧能力下降：严重贫血和低氧血症；④非冠状动脉原因导致的心肌氧供需失衡：高血压病、严重主动脉瓣狭窄和肥厚梗阻性心肌病等。

五、冠心病分哪几种类型？有哪些临床症状？

世界卫生组织（WHO）将冠心病分为五种类型：无症状型、心绞痛型、心肌梗死型、缺血性心肌病型和猝死型，它们可以合并存在，其中最凶险的表现是心肌梗死和猝死。

1. 无症状型冠心病（或称隐匿型冠心病）：临床上无症状，但在静息、动态或负荷心电图下显示心肌缺血改变，或放射性核素心肌显像提示心肌灌注不足，可发展为心绞痛、心肌梗死等。

2. 心绞痛型冠心病:表现为发作性胸骨上段或中段之后出现压榨性或紧缩疼痛,发作频率为一日多次,数天一次或数周一次,每次持续3~5分钟,可同时伴有心慌、心悸、气短、乏力等症状。

3. 心肌梗死型冠心病:持续性胸痛,伴有大汗淋漓,濒死感,大约50%~81.2%的病人发病前会有全身乏力、心慌、胸闷等表现。

4. 缺血性心肌病型冠心病:长期慢性心肌缺血或坏死导致心肌纤维化,表现为心脏增大、心力衰竭和心律失常等。

5. 猝死型冠心病:是在冠状动脉疾病的基础上一过性的心肌功能障碍和电生理紊乱,引起严重的心律失常所致。可无任何先兆发生,突发心脏骤停而死亡。

近年来,根据冠心病的发病特点和治疗原则,临床将冠心病分为两大类:①慢性冠脉综合征,包括慢性稳定型心绞痛、慢性缺血性心肌病、隐匿型冠心病;②急性冠脉综合征,包括ST段抬高型心肌梗死(STEMI)、非ST段抬高型心肌梗死(NSTEMI)和不稳定型心绞痛(UA)。

六、如何识别心绞痛？

胸痛症状很常见，但并非所有胸痛都是心绞痛，心绞痛可从以下方面进行识别：

1. 部位：心绞痛通常位于胸骨体后，可波及心前区，有手掌大小范围，界限不很清楚，常放射至左肩、左臂内侧，或至颈、咽或下颌部。

2. 性质：心绞痛常为压迫、发闷、紧缩或胸口沉重感，有时被描述为颈部扼制或胸骨后烧灼感，但不像针刺或刀扎样锐性痛，可伴有呼吸困难或濒死感。

3. 持续时间：通常持续数分钟至10余分钟，大多数情况3～5分钟，很少超过30分钟，若仅持续数秒，很可能与心绞痛无关。

4. 诱因：与劳累或情绪激动相关是心绞痛的重要特征，疼痛多发生于劳累或激动的当时，而非劳累之后。

5. 缓解因素：劳累诱发的心绞痛休息可较快缓解；含服硝酸酯类药物常可在数分钟内缓解。

6. 实验室检查：心绞痛发作时多有典型的心电图缺血样改变。

七、老年冠心病患者有哪些临床特点？

由于老年人与中青年生理病理特点不同，其临床表现有以下特点：

1. 症状不典型和多样化。老年患者痛阈增高，反应能力低下，对心肌缺血反应迟钝，心绞痛症状不典型，有不少以心律失常、心衰为首发表现，容易出现延迟诊断、误诊和漏诊。

2. 合并症多，病情复杂。老年人常伴有糖尿病、高血压、脑血管病等多种疾病，易出现多脏器功能受损，病情较重。

3. 老年人预期寿命短，患者及家人对其治疗相对保守，对经皮冠状动脉介入手术（冠脉造影、PCI）等有创诊治措施接受程度普遍较低。

八、老年人出现急性心肌梗死有哪些临床症状？

急性心肌梗死典型的临床表现是出现剧烈而持久的胸骨后疼痛，可放射到左肩部，卧床休息后或舌下含服硝酸酯类药物不能完全缓解。老年人的症状常不典型，部分患者无心前区痛、胸骨后痛或疼痛轻微;有些以上腹部不适、恶心、呕吐、食欲差等消化道症状为主,易误诊;70岁以上的老年人可以表现为心衰,如无明显诱因突发严重的呼吸困难,应高度警惕心梗的发作;严重者可出现脑循环障碍、意识丧失、休克或心源性猝死。

九、诊断冠心病常需要做哪些检查?

1. 实验室检查:是评估心血管危险因素及判断预后的重要方法,主要检查血肌钙蛋白(cTnT或cTnI)、肌酸激酶(CK)及同工酶(CK - MB);此外还可检查血糖和血脂以了解冠心病的危险因素;查血常规以了解有无贫血;必要时可检查甲功等以鉴别其他疾病。

2. 心电图检查:所有疑诊冠心病的患者均应行静息心电图检查,必要时可行24小时动态心电图监测,可发现心脏缺血的程度及发现变异型心绞痛发作时的心电图特异性改变。

3. 胸部X线检查:有胸痛的患者应常规行胸部X线检查。胸部X线可以鉴别肺部疾病及对可能合并心力衰竭的患者进行评估。

4. 超声心动图检查：可了解心脏瓣膜、心脏大小、心肌肥厚、心脏收缩活动、心脏结构和功能等情况，对诊断冠心病有较大价值。

5. 冠状动脉CTA：是一种能够显示冠状动脉结构的无创影像技术，对冠心病的诊断有较高的阴性预测价值，即CTA检查结果阴性，则一般无须再行有创检查（如冠脉造影）。但该检查对冠状动脉狭窄程度的判断有一定局限性，只能作为诊断冠心病的一种参考，而非确诊的"金标准"。该检查有一定的禁忌证，应在专科医师指导下进行。

6. 冠状动脉造影：是目前诊断冠心病的金标准，能发现各支冠状动脉病变的部位以及估计其病变的程度，同时还可在检查过程中行血管介入治疗。对于有典型胸痛症状的患者或医生临床上怀疑冠心病风险高的患者，可直接行此检查。

十、冠状动脉造影检查有何优点？
其主要指征是什么？

冠状动脉造影是目前诊断冠心病最可靠的方法和最

主要的手段。能了解冠状动脉的直径、走行、分布、形态、管壁光滑程度、血管壁弹性,有无狭窄性病变及病变的程度、部位、长度、数量;了解有无钙化、血栓、溃疡、动脉瘤、内膜夹层、病变是否成角度及是否位于分叉血管处,偏心还是同心性病变等。

需行冠脉造影的主要指征为:①疑似冠心病患者的诊断:如出现原因不明的心衰、心律失常、活动性的心前区痛等;②指导治疗冠心病:已经确诊冠心病的患者经内科规范化治疗无效、急性心肌梗死患者、心绞痛拟行血运重建的患者等;③一些心脏外科手术前的常规检查:如心脏瓣膜置换术等心脏手术前的检查。

十一、高龄患者能否做冠状动脉造影? 需要注意什么?

高龄(≥75岁)增加冠状动脉造影风险,80岁以上患者冠状动脉造影应严格掌握适应证。高龄患者因肾功能减退,合并症多、合并用药的比例高,冠状动脉造影围术期中应注意药物的相互作用。

十二、冠心病患者可以从哪些方面进行病情评估?

1. 危险因素评估:包括肥胖、血糖、血压、血脂、吸烟、日常体力活动等情况进行综合评估,了解冠心病相关的危险因素。

(1)肥胖评估:定期测量身高、体重、体质指数、腹围,评估是否存在超重(BMI24.0~27.9 kg/m²)、肥胖(BMI≥28 kg/m²)或腹型肥胖(腰围:男≥90 cm,女≥85 cm)等。

(2)血糖评估:对糖尿病患者应评估空腹血糖水平、糖化血红蛋白、尿微量白蛋白、眼底等情况;对非糖尿病者应进行糖耐量试验和糖化血红蛋白检测,评估是否存在糖耐量异常。

(3)血压评估:应用标准血压计测量坐位血压,明确有无合并高血压,必要时采用24小时动态血压检查监测血压,并同时评估靶器官损害情况。

(4)血脂评估:每年检测空腹血脂,根据危险分层确定血脂达标值(高危:LDL-C≤2.6 mmol/L,极高危:LDL-C<1.8 mmol/L),评价患者的血脂状态和调脂治疗效果。

(5)吸烟评估:是否吸烟、吸烟支数和年数,是否有戒烟意愿,对不吸烟者了解是否有二手烟接触史,对已戒烟者了解戒烟时间,是否有复吸经历等。

(6)日常体力活动评估:日常体力活动和运动耐力评估以了解自身心脏功能情况。

2. 营养状态:通过记录膳食日记,了解每日蔬菜、水果、肉类、蛋白、油盐的用量,饮酒量以及家庭饮食习惯、外出就餐次数等情况,并提供健康膳食指导。

3. 精神心理状态:精神心理异常是影响冠心病患者康复的重要因素,可给予个体化的健康教育和药物治疗。有重度焦虑抑郁的冠心病患者应到精神专科就医。

4. 睡眠质量:有睡眠呼吸暂停的患者可采用多导睡眠监测仪或便携式睡眠呼吸暂停测定仪了解夜间缺氧程度、睡眠呼吸暂停时间及次数,症状严重者需行专科治疗。

5. 运动能力:评估冠心病患者的运动能力,制定个性化运动方式,能最大程度降低康复运动时急性心血管事件的发生风险。

十三、诊断高龄老年急性冠状动脉综合征(ACS)时有哪些注意事项?

1. 发病率高、病死率高、预后差,需及时规范诊断和救治。

2. 临床表现不典型,当患者出现烦躁不安、面色苍白、冷汗,以及急性心力衰竭、心律失常和神经系统症状等非典型临床表现时,应及时行心电图检查,并观察心电图动态变化,尽早发现心肌缺血等改变。

3. 心肌损伤标记物肌钙蛋白或高敏肌钙蛋白有最终确诊或排除 AMI 的价值,需要定时复查,也应鉴别排除其他致心肌损伤的疾病。

4. 对疑诊为 ACS 的高龄患者,均应在 12～24 小时内密切观察病情变化,及时给予规范的抗心肌缺血治疗,直到排除 ACS。

十四、如何对高龄老年 ACS 患者进行病情评估和危险分层?

对高龄老年 ACS 患者进行病情评估和危险分层是治

疗策略选择的前提,利于指导临床正确救治:①对ST段抬高型心肌梗死(STEMI)高龄患者均应进行Killip心功能分级,评价心功能和循环功能状态,评估风险、指导救治;②对非ST段抬高急性冠脉综合征(NSTE-ACS)高龄患者,均须按临床表现计算GRACE评分行风险评估,利于临床选择救治策略。

十五、什么是冠心病的一、二、三级预防?

冠心病是一种可致残或致命的严重疾病,需尽早进行预防和治疗。

1.冠心病的一级预防:指针对未发生冠心病的人群进行冠心病的危险因素干预,从根源上预防冠心病的发生。包括创造支持性的环境、健康教育,提倡改变不健康生活方式(如健康饮食、戒烟限酒、锻炼身体、避免长期精神紧张、控制体重),控制好血压、血脂、血糖等。

2.冠心病的二级预防:针对已患冠心病的人群,进行危险因素干预和改善临床症状的治疗,做到早检出、早诊断、早治疗,避免并发症和急性冠心病事件的发生。二级预防可以归纳为以下五个方面,即ABCDE组合,A:长期服用阿司匹林(Aspirin)和使用硝酸酯类制剂(Anti-an-ginal);B:β受体阻滞剂(β-blocker)的使用和控制血压(BP);C:降低胆固醇(Cholesterol)和戒烟(Cigarettes);D:控制饮食(Diet)和治疗糖尿病(Diabetes);E:教育(Education)和体育锻炼(Exercise)。

3.冠心病的三级预防:针对病情严重反复发作心绞痛、心肌梗死的人,采取积极治疗,防治严重并发症,降低病死率,如积极抗凝、溶栓、介入治疗、搭桥手术等。

十六、冠心病的治疗原则是什么？有哪些措施？

总体原则:缓解症状、改善预后、阻止病情进展。主要包括调整生活方式、控制危险因素、药物治疗、血运重建、患者教育等。

1.健康的生活方式:包括戒烟限酒、健康饮食、有规律的体育活动、管理好体重,控制血压、血脂及血糖等。

2.药物治疗:主要包括缓解心绞痛或心肌缺血和预防危险事件治疗的药物,如单硝酸酯类药物。

3.血运重建:即通过治疗使堵塞的冠脉血管实现再

通。冠心病的治疗主要是改善预后和缓解症状,不同患者选择的治疗方法和目标可能不同,血运重建的治疗应进行综合全面评价。

4. 健康教育:对广大人群开展冠心病知识相关的科普介绍和教育,有效减少冠心病的发生率或死亡率。

十七、冠心病常见的治疗药物有哪些?

1. 缓解心绞痛/心肌缺血治疗的药物:一线治疗药物包括β受体阻滞剂、钙通道阻滞剂、短效硝酸酯类药物,二线治疗药物包括长效硝酸酯类药物、抗心肌缺血药物,药物的选择应因人而异、因病而异。

(1)β受体阻滞剂:常见的有酒石酸美托洛尔、琥珀酸美托洛尔、比索洛尔等。β受体阻滞剂是慢性稳定性冠心病患者的初始治疗药物,能有效减慢心率、减弱心肌收缩力、降低血压、减少心肌耗氧量及心肌缺血发作,改善心脏功能,适用于伴有高血压、既往有心肌梗死病史的患者。

(2)钙通道阻滞剂(CCB):常见的有硝苯地平、氨氯地平、维拉帕米等。血管痉挛性的冠心病患者建议使用

CCB和硝酸酯类药物,避免使用β受体阻滞剂。

(3)硝酸酯类药物:常见的有硝酸甘油、硝酸异山梨酯、单硝酸异山梨酯等。舌下含服或喷雾用硝酸甘油可用于急性心绞痛发作,可间隔5分钟重复用药最多3次,可出现头痛、面部潮红、心率反射性加快、低血压等药物不良反应。

(4)抗心肌缺血药物:常见的有曲美他嗪、伊伐布雷定、尼可地尔等,能改善心肌细胞能量代谢、缓解心肌缺血或心绞痛,达到增强患者活动量的目的。

2. 预防心血管事件治疗的药物

(1)抗血小板药物:如阿司匹林、氯吡格雷、替格瑞洛等。慢性稳定性冠心病患者长期小剂量口服阿司匹林可显著降低心肌梗死、脑卒中等心血管意外。行介入性血运重建术后的慢性冠心病患者应终身服用阿司匹林。

(2)他汀类药物:常见的有阿托伐他汀、瑞舒伐他汀、辛伐他汀等。血脂异常[尤其低密度脂蛋白胆固醇(LDL-C)]是冠心病发生的重要危险因素,如无禁忌证,冠心病患者应尽量将血浆LDL-C水平控制在1.8 mmol/L以下,或较基础值降低50%。用药期间应严密监测转氨酶及肌酸激酶等生化指标,以防药物引起的肝脏损害或肌病。

(3)ACEI/ARB类:常见的有贝那普利、卡托普利、厄贝沙坦等。冠心病伴高血压、糖尿病、慢性肾脏病的患者,如无禁忌均应使用ACEI或ARB类药物治疗。

(4)感冒疫苗接种:对无症状缺血性心脏病患者推荐每年接种感冒疫苗。

十八、高龄老年冠心病患者如何做好合理用药?

高龄患者多病共存、多重用药现象普遍存在,加之各器官、系统功能下降和心理问题,用药的不安全因素较多,更易出现药物不良反应和药源性疾病。高龄患者用药应遵循个体化、优先治疗、用药简单、适当减量和合理联合等原则。

应注意以下方面:①优先治疗:通过评估,结合预后及期望寿命,找出最优先治疗的疾病,根据指南合理用药;②优化药物:纠正药物过度使用或剂量不足导致的疗效不佳情况;③平衡利弊:合理配伍,避免药物与药物、疾病的相互作用;④患者依从:凡是未按医嘱用药、耐受性差、疗效不确切的药物一律停用。

十九、高龄老年冠心病患者常见心血管危险因素
　　应控制到什么水平？

　　高龄老年冠心病患者与普通冠心病患者一样，应通过改善生活方式和必要的药物治疗控制心血管病危险因素，但标准有所不同。对于一般身体状况良好的高龄患者建议血压<150/90 mmHg；糖化血红蛋白不超过8.0%；低密度脂蛋白胆固醇降低至1.8 mmol/L以下。对虚弱、预期寿命差的患者应个体化治疗。

二十、什么是微血管性心绞痛？
　　如何治疗？

　　微血管性心绞痛是稳定性冠心病的一个特殊类型，患者表现劳力诱发心绞痛，有客观缺血证据或负荷试验阳性，但选择性冠状动脉造影正常，且能排除心外膜冠状动脉痉挛。其治疗主要是缓解症状，常用硝酸酯类药物，症状持续可联合长效钙离子拮抗剂或β受体阻滞剂；也可试用尼可地尔和代谢类药物曲美他嗪；丹参多酚酸盐对改善心绞痛症状有一定帮助。

二十一、冠心病患者合并房颤时是否需要口服抗凝药物?

房颤会使血栓栓塞事件增加,其中卒中最常见,口服抗凝药物可减少心脑血管事件的发生。

1. 对冠心病合并瓣膜性房颤的患者,无须进行血栓栓塞风险评估,均应给予抗凝治疗。

2. 对冠心病合并非瓣膜性房颤的患者,应首先对患者采用CHA_2DS_2-VASc评分进行血栓栓塞风险评估:①评分≥2分(男性)或3分(女性)的患者应进行长期抗凝治疗;②对于依从性较好、评分为1分(男)或2分(女)的患者也建议进行抗凝治疗;③评分为0分(男)或1分(女)的患者应避免抗凝治疗。

房颤血栓危险度评分——CHA_2DS_2-VASc评分

危险因素	评分	得分
充血性心衰/左室收缩功能障碍(C)	1	
高血压(H)	1	
年龄≥75岁(A)	2	
糖尿病(D)	1	

危险因素	评分	得分
卒中/TIA/血栓栓塞史(S)	2	
心、血管疾病(V)	1	
年龄65~74岁(A)	1	
女性(Sc)	1	
最高累计得分	9	

二十二、冠心病合并房颤如何进行抗栓治疗?

冠心病患者需要进行抗血小板治疗以减少心肌缺血事件,而血栓栓塞高风险的房颤患者则需口服抗凝药物治疗以减少卒中等血栓栓塞事件。两者合并时如何进行抗栓治疗,如何在减少缺血及血栓栓塞事件的同时尽量避免增加出血风险,我国相关指南及专家共识建议:

1. 稳定性冠心病合并房颤:根据 CHA_2DS_2-VASc 评分,如稳定性冠心病合并房颤患者具有抗凝指征,推荐应用卒中预防剂量的口服抗凝药(OAC)单药治疗。对于具有高缺血风险、无高出血风险的患者可考虑在长期OAC(如利伐沙班)基础上加用阿司匹林75~100 mg/d(或氯吡格雷75 mg/d)。对于适合新型口服抗凝药(NOAC)的患者,推荐NOAC优于华法林。

2. 急性冠脉综合征(ACS)和/或PCI合并房颤:应在保证抗栓效果的前提下尽可能缩短三联抗栓疗程,继以OAC加单一抗血小板药物(首选氯吡格雷75 mg/d)的双联抗栓治疗。

二十三、临床常用的新型口服抗凝药有哪些?

由于传统抗凝药物华法林在药代动力学及自身使用方面的一些局限性,其在非瓣膜病房颤中的应用始终未能达到理想的效果。新型口服抗凝药物具有疗效稳定、安全性高、使用简单、不需常规监测凝血指标、较少食物和药物相互作用等优势,近些年迅速在非瓣膜病房颤患者中得到了广泛的应用。

1. 新型口服抗凝药的分类:依据其作用在凝血酶瀑布靶点不同,目前的新型口服抗凝药分两类,一是活化因子X(Xa)抑制剂,如利伐沙班、阿哌沙班、依度沙班;二是凝血因子Ⅱ(凝血酶原)抑制剂,如达比加群。

2. 新型口服抗凝药物的优点:

(1)大规模的临床试验研究证实,新型口服抗凝药物的疗效优于华法林,引起大出血的发生率不多于或少于华法林,且导致颅内出血的风险率明显减少。

(2)所有新型口服抗凝药的半衰期较短,服用药物简单,无须常规抽血监测凝血功能,也无须常规调整使用剂量,且较少与食物或其他药物发生相互作用,用药安全性较好。

(3)华法林完全经由肝脏代谢,新型口服抗凝药部分通过肾脏进行代谢,能在一定程度上减轻药物对肝脏的损伤。

3. 新型口服抗凝药物的适用人群:

(1)因新型口服抗凝药具有疗效、安全性好和使用方便等特点,非瓣膜病房颤具有抗凝指征的患者均可优先使用。

(2)对于CHA_2DS_2-VASc评分为1分的患者,应评估其出血风险、结合患者的意愿,决定是否使用新型口服抗凝药物。

(3)新型口服抗凝药物目前尚无应用于瓣膜病房颤的证据,达比加群不能用于机械瓣置换术的患者。

(4)有严重肾功能不全患者原则上不选用新型口服抗凝药,但每种新型口服抗凝药所适用的肌酐清除率有所不同,肌酐清除率≤30 mL/min时可使用达比加群;肌酐清除率≤15 mL/min时可使用利伐沙班或阿哌沙班。

二十四、冠心病除了药物治疗, 还有其他哪些治疗方法?

1. 经皮冠状动脉介入术(PCI):是指经患者的皮肤穿刺股动脉或桡动脉,在血管造影仪的引导下,用特制的导管、导丝、球囊、支架等器械对狭窄或阻塞的冠状动脉进行疏通的治疗方法,是目前创伤最小的冠状动脉再通术。手术创面小、不会造成较大的创伤,比药物治疗直接、有效。

2. 冠状动脉搭桥术(CABG):即冠状动脉旁路移植手术,是指利用患者自身的血管建立从主动脉(或锁骨下动脉)到冠状动脉狭窄病变远端的血管通路,从而恢复心脏的血液供应,能恢复患者的健康和劳动能力。但需要开胸手术,手术创伤大、风险大、病人恢复期长,不适合所有冠心病患者。

3. 准分子激光冠状动脉斑块消融术:是利用氙气和氯化氢气体为媒介,释放 308 nm 波长的紫外光,溶解血栓达到治疗目的,主要用于传统介入治疗方法无法治愈的复杂病变患者。

4. 体外心脏震波:是一种无创、安全的全新心肌血运重建方法,通过超声定位对缺血心肌区域释放震波,促进缺血心脏以及组织的血管再生并加速侧支循环的建立,从而达到治疗目的,适用于经传统方法治疗后仍会出现的难治性心绞痛患者,可与冠状动脉血运重建等方法互补。

5. 增强型体外反搏:该技术是一种有效、安全的无创性机械循环方法。该装置加压于人体的臀部、大腿和小腿等部位,在心脏舒张期产生一种舒张期增强波,能够驱动血液流动,改善心脏的冠状动脉供血,使静脉回心血量和心排血量增加。该治疗方法配合药物治疗时,能有效改善冠心病稳定性心绞痛患者的心肌缺血症状,并促进形成冠脉侧支血管。

6. 脊髓电刺激:该方法是冠心病的一项辅助治疗方案,是利用电流刺激脊髓治疗缺血性心脏、心绞痛的方法,通过阻断脊髓向大脑传递疼痛的感觉,缓解心肌缺血导致的心绞痛,能够改善心肌缺血的各种症状,适用于经传统治疗效果较差、无法行介入治疗的慢性稳定性心绞痛患者。

二十五、对高龄冠心病患者接受 PCI 治疗有何建议?

高龄冠心病患者由于大多冠状动脉病变复杂,常伴有心、肺、肾脏功能减退,且缺血、出血风险均较高,因此PCI治疗较普通冠心病患者应更为慎重,术前应充分评估病情,权衡利弊。我国相关指南建议如下:

1. 对于高龄稳定性冠心病患者,在充分药物治疗基础上,如无缺血发作的证据,不建议积极行PCI治疗。

2. 如仍有反复心绞痛发作,PCI治疗能够带来生活质量和生存率的获益,在个体化评估的前提下应持积极态度。

二十六、冠心病患者缺乏运动会有哪些危害?

冠心病患者缺乏运动可导致心动过速、体位性低血压和血栓栓塞风险增加。老年冠心病患者缺乏运动会导致体能(肌肉群和身体机能)进一步下降,如果最大摄氧量下降到不能维持日常活动的阈值以下(如安全穿过街道、爬楼梯、从椅子上或坐便器上站起来的能力受到影响),老年患者的生活质量将明显下降。

二十七、急性心肌梗死患者住院期间能否运动? 有哪些注意事项?

很多人误以为冠心病患者需静养,尤其是心肌梗死急性期,但临床调查显示,病情稳定的心肌梗死患者早期运动有利于减轻心肌梗死的心室重构过程,改善心功能,减轻患者对预后的恐惧和担忧,增强其自信心,促进尽快康复。但应掌握好开始运动以及避免或停止运动的指征。

住院患者开始康复的指征包括:过去8小时内没有新的或再发胸痛;肌钙蛋白水平无进一步升高;没有出现新的心力衰竭失代偿征兆(静息时呼吸困难伴湿啰音);过去8小时内没有新的明显的心律失常或心电图动态改变;静息心率50~100次/分;静息血压90~150/60~100

mmHg;血氧饱和度>95%。

住院患者避免或停止运动的指征包括:运动时心率增加>20次/分;舒张压≥110 mmHg;与静息时比较收缩压升高>40 mmHg以上,或收缩压下降>10 mmHg;明显的室性和房性心动过速;二或三度房室传导阻滞;心电图有ST段动态改变;存在不能耐受运动的症状,如胸痛、明显气短、心悸和呼吸困难等。

二十八、高龄老年冠心病患者如何进行运动康复治疗?

1. 运动康复原则

高龄冠心病患者运动康复计划时,需遵循以下几个基本原则:安全性、科学性、有效性(终身性、趣味性、多样性)和个体化。其中,安全性是基础,科学性及有效性是核心,个体化是康复的关键。合理运用康复疗法时要求进行综合评估及相应的危险分层后,选择性、侧重性地制定康复方案,进而到达最佳的康复目标。具体而言,对于低危者,只要病情、身体条件允许,就应尽量鼓励以参与主动运动康复为主;中高危患者,应强调被动康复的应用,但仍应尽可能地安排主动运动康复,并视情逐步合理增大其所占的比例。此外,无论低中高危患者,均可以选择合适的传统康复方法起到辅助康复作用。

2. 主动运动康复

(1)运动形式:运动形式多种多样,训练时可灵活设计动作,但应适当融入趣味性及群体参与性,以促使能够坚持,同时着重强调安全保护,防止跌倒等意外的发生,主要包括的方式为有氧运动训练、肌力训练、平衡协调训练等。总而言之,应根据患者的个人兴趣、训练相应条件和康复目的选择相应的运动。

(2)运动强度:高龄老年患者运动康复应更加注重于延缓机能衰退,一般采用中低等强度的运动较为适宜,应注意个体化原则。此外,如需调整计划,延长运动时间比增加运动强度更为重要,强度的调整应在患者运动能达到足够时间后进行。

(3)运动时间:有氧运动时间在起始阶段需严格控制,逐步适应后,可逐渐延长至20～60分/次,但不宜超过90分/次。运动前应有5～10分钟的热身活动,运动后有至少5分钟的放松活动。一般认为在1次完整的心脏康复训练中,应当安排10～15分钟的训练,将其作为有氧运动的热身或者放松运动合并进行,可以提高训练效率。

(4)运动频率:一般每隔一天进行一次训练较为适宜,各项训练也可利用间歇穿插进行,但两次相隔的时间最好不要超过3天,一周运动至少3次。如果每次运动量较小,身体条件允许的情况下每天坚持运动一次也能达到较好的康复作用。

(5)运动注意事项:因为老年患者合并疾病多等特殊因素,训练中应重视预防心血管事件、跌倒、过度疲劳、运动损伤以及骨关节劳损加重等各种意外情况的发生。

3.被动运动康复

(1)被动运动康复:适用于大多数病情稳定的患者,对危险分层为中高危、极高龄(80岁以上)、体质虚弱、处于昏迷或意识不清等状态的老年患者尤为适合。训练可由被动运动逐步进行过渡,为主动运动训练打好基础。

(2)物理因子治疗:物理因子治疗的种类极为丰富,如冷热疗、电疗、磁疗、超声疗法、紫外线及红外线疗法等,根据患者不同情况可采用一种或多种治疗联合应用以达到最佳康复目的,但治疗过程中应严格掌握适应证、禁忌证等。物理因子治疗对肌萎缩、软组织挛缩、压疮、肢体疼痛、感染、深静脉血栓形成等一系列并发症具有良好的预防和治疗作用,同时对认知、睡眠、心理障碍等也有一定的辅助康复作用,因此,对老年冠心病患者的康复治疗具有重要作用。

(3)治疗师手法康复:指康复治疗师利用的各种手法技术,起到治疗康复的作用,如关节松动、牵伸技术、放松训练、转移训练等都可以运用于合并存在相关问题的患者。

(4)传统中医康复:如常用的针灸、推拿、火罐、刮痧、中药熏蒸、药膳等,尤其适用于一些老年运动功能较差的患者,同时还能对心脏营养康复起到一定的辅助治疗作用。

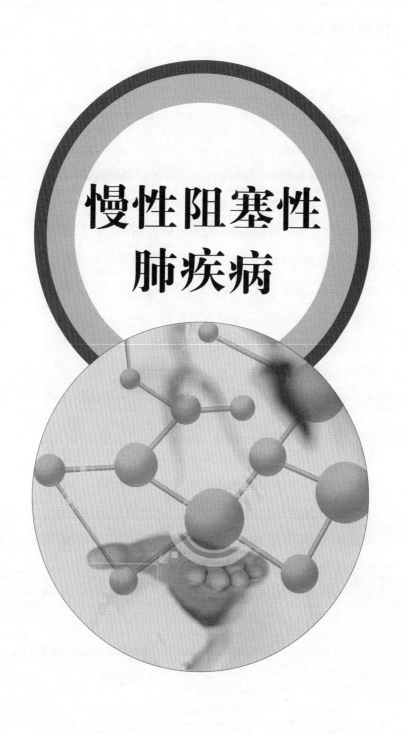

慢性阻塞性
肺疾病

慢性阻塞性肺疾病(COPD)是呼吸系统疾病中的常见病和多发病,也是老年人的常见多发病,是一种具有存在持续气流受限特征,可以预防和治疗的疾病,该病患病率和病死率高。其早期可表现为间断性咳嗽、咳痰,随着病情加重,表现为持续性咳嗽、呼吸困难,主要与香烟烟雾等有害颗粒或气体对肺造成的损害有关,COPD主要累及肺脏,但也可以导致肺外其他器官的损伤,容易反复发作,需反复住院治疗,导致患者劳动能力和生活能力的丧失,给患者造成精神和躯体上的痛苦,也给家庭带来沉重的经济和照顾负担。由于当今社会吸烟率的增加以及人口老龄化的发展,COPD在未来的患病率将持续升高,预测2060年可能有超过540万人死于COPD及其相关疾病。加强对COPD患者的健康教育对预防并发症、延缓病情发展、改善症状、提高生活质量意义重大。

一、正常的呼吸系统结构是什么样的?

呼吸系统是人体和外界进行气体交换器官的总称,主要由呼吸道和肺两大部分组成。其机能主要是呼出二氧化碳、吸进氧气,与外界进行气体交换,完成气体吐故纳新。呼吸道是气体进出肺的通道,包括鼻腔、咽喉、气管和各级支气管。

二、正常人肺的结构是什么样的?

肺由各级支气管、肺泡、血管、神经、淋巴管及结缔组织组成,我们每一次呼吸,气体会从我们的气管进入支气管。支气管就像一棵倒着生长的树,气管就是树干,支气管就是树枝,越来越小的分叉到达远端,气道的尽头是很小的像小气球一样的气囊,称为肺泡。肺泡把我们吸入的气体中的氧运输到血液中供全身需要。与其他器官不同,肺有两套血供系统,即肺循环和体循环,肺循环的血管是气体交换的功能血管,体循环的血管是营养肺脏的血管。肺内还分布着丰富的淋巴、神经、血管和结缔组织,并与全身组织器官的淋巴、血液循环相通,所以皮肤外周及其他组织感染等病变易累及肺脏。

三、与中青年人群相比，老年人的呼吸系统有哪些变化？

呼吸系统的组织结构随着年龄增长会发生退行性改变，使老年人的通气功能和换气功能减退。呼吸系统的改变使老年人对感染或心力衰竭等的功能贮备减低，使老年人的临床症状更为严重、治疗难度加大、预后不佳。

1. 呼吸道黏膜变薄，加温和湿化气道功能减弱。

2. 吞咽功能及喉头反射、咳嗽反射减弱，容易导致误吸。

3. 肺部口腔及气道的清理功能下降，容易造成细菌在上气道定植。

4. 肺组织弹性减退，呼吸肌力下降。

5. 肺泡及毛细血管数目减少，气体交换面积下降。

6. 防御和免疫功能下降：随着年龄增长，人体免疫系统功能逐渐衰退，老年人整个免疫功能下降，使肺炎发病率和病死率增加。

四、老年人如何预防呼吸道感染?

老年人随着年龄增加,呼吸系统发生退行性改变,防御功能减弱,容易发生呼吸道的感染,为减少感染发生,应从以下方面着手:

1.老年人首先要合理膳食,均衡营养,适当补水,适量运动,增加免疫力、增强体质。

2.戒烟、室内要勤通风,保持空气流通,老年人要多呼吸新鲜空气,少去人多拥挤的公共场所。

3.要根据气温变化及时增减衣物,注意御寒保暖,预防受凉感冒。

4.65岁以上年老体弱的老年人还可以接种流感疫苗、肺炎疫苗来预防呼吸道感染。

5.一旦发生呼吸道感染应及时就医,以防因呼吸道感染加重其他基础疾病的进展。

五、什么是慢性支气管炎?

慢性支气管炎简称慢支炎,是气管、支气管黏膜及其周围组织的慢性非特异性炎症,是老年人常见的呼吸道疾病,在长期吸烟的老年人中更常见,主要表现为咳嗽、咳痰、气短,每年发病持续3个月以上,连续2年或以上反复发作,主要由感染因素或吸入烟、污染空气及其他一些有害物质等非感染因素引起发病。

六、什么是阻塞性肺气肿?

支气管在每一小分支终端处的小气囊叫终末细支气管远端气囊腔,气囊腔的持久性膨胀、扩大,伴有结构性破坏的一种疾病,即为阻塞性肺气肿,是长期受烟雾、粉尘、有害化学物质、炎症刺激发展的结果,最终导致气体交换困难,患者出现活动后呼吸急促、呼吸困难。少数患者是由于先天性肺保护酶缺乏导致该疾病,这些病人早期即发生肺气肿。吸烟者或被动吸烟者的肺气肿常发生在50~70岁。

七、慢性支气管肺炎、肺气肿与慢性阻塞性肺疾病是一回事吗?

慢性支气管肺炎、肺气肿与COPD三病拥有共同的发病机制和相似的症状,可定义为一类同因同症的肺部疾病。慢性支气管肺炎、肺气肿可逐步发展为COPD,因此可将慢性支气管肺炎和肺气肿视为COPD发展的两个阶段,通常情况下可使用相同或类似的治疗方式。

八、哪些人易患COPD?

符合以下1个及以上特征的均属于COPD的高危人群:①年龄≥35岁。②吸烟或长期接触"二手烟"污染。③患有某些特定疾病,如支气管哮喘、过敏性鼻炎、慢性支气管炎、肺气肿等。④直系亲属中有COPD家族史。⑤居住在空气污染严重地区,尤其是二氧化硫等有害气体污染的地区。⑥长期从事接触粉尘、有毒有害化学气体、重金属颗粒等工作。⑦在婴幼儿时期反复患下呼吸道感染。⑧居住在气候寒冷、潮湿地区以及使用燃煤、木柴取暖。⑨维生素A缺乏或者胎儿时期肺发育不良。⑩营养状况较差,体重指数较低。

九、COPD有哪些危险因素？

人体的呼吸系统正常情况下具有完善的防御功能，对吸入的空气可发挥过滤、湿化和加温的作用，可以通过咳嗽反射、气道黏膜纤毛运动廓清气道的异物和病菌，下呼吸道还能分泌抗病菌的物质，起到很好的保护作用。各种危险因素可以损伤呼吸道屏障，破坏呼吸道的局部防御和免疫功能，常见导致COPD的危险因素有：

1. 年龄和性别　年龄是COPD的危险因素，慢阻肺的患病率随着年龄增大而逐渐增加。COPD不同性别的患病率存在差异，但在当前研究中的差异不一致，仍需继续探索。

2. 吸烟　长期吸烟或"二手烟"是COPD的主要原因，香烟中所含的有害化学物质，损伤气道，使气道收缩、气管黏膜充血水肿，使气道净化能力下降、继发感染。同时香烟烟雾毒性物质还可以破坏肺的弹性组织，诱发肺气肿。研究表明COPD的患病率吸烟者比不吸烟者显著增高，烟龄越长，吸烟量越大，患病率越高。

3. 粉尘或有毒有害气体　长期接触职业粉尘、有毒有害的气体、重金属颗粒、燃煤等，空气中的有害气体均对气道有刺激和毒性作用,损伤呼吸道黏膜,使肺廓清功能受损,容易发生细菌感染。

4. 感染和慢性支气管炎 呼吸道感染是 COPD 急性发作及病情发展的重要因素,呼吸道的各种病毒和细菌是其常见致病菌。合并慢性支气管炎会增加 COPD 发生的可能性,并可能与急性加重的次数和严重程度呈正相关。

5. 其他 遗传(如先天性 α_1-抗胰蛋白酶缺乏)、肺生长发育、支气管哮喘、低体重指数、营养、气温变化、机体内在、社会经济地位等都有可能参与 COPD 的发生、发展。

十、COPD 的主要表现有哪些?

COPD 最常见的症状就是呼吸困难,最初是活动后出现呼吸困难,随着病情发展在日常活动或休息状态下也会出现呼吸困难、胸闷气短,严重者伴有喘息,从而使患者的体力活动减少。早期出现慢性咳嗽,病程迁延可终身不愈,清晨咳嗽明显,夜间伴有咳痰,大多为白色黏痰,如果合并感染时为脓痰。晚期患者伴有精神焦虑、食欲减退、体重下降。患 COPD 的老年人病情加重的诱因是反复发生的呼吸道感染。老年人由于免疫力低,出现呼吸道感染症状常常不典型,可能没有明显的发热、咳嗽、咳痰,常表现为食欲差、精神不佳、体力下降,甚至出现呼吸困难,因此老年人更应密切观察。如果当你长期抽烟,且反复出现持续性的咳嗽、气短,建议到医院进行相关检查,看呼吸专科门诊。

十一、什么是COPD的急性加重?

COPD急性加重是指:与平时相比,咳嗽、咳痰、呼吸困难加重或咳黄痰,或痰量增多,或需要改变治疗方案。COPD患者一旦发生急性加重,需及时就医。

十二、怎么诊断慢性阻塞性肺病?

COPD的诊断主要根据患者的临床症状、体征、肺功能检查,结合是否有吸烟等高危因素,并排除其他疾病后才能诊断:

1. 有长期吸烟、烟雾、粉尘吸入史等高危因素。

2. 有慢性咳嗽、咳痰、胸闷气短、呼吸困难、喘息的症状,或伴有体重下降、食欲减退,并具有肺气肿相应肺部体征。

3. 肺功能检查作为诊断的主要客观标准,支气管舒张试验和支气管激发试验可以判断病情和鉴别诊断。使用支气管扩张药物后,其中一项肺功能的指标$FEV_1/FVC<70\%$,并且排除其他引起气道阻塞的疾病,就可以诊断。

4. 血气及胸部 X 线、CT 检查等可作为重要参考。

5. 根据病情完善 C 反应蛋白、降钙素、心肌酶谱、心电图、心脏超声、胸部超声、下肢彩超、肺动脉增强 CT 等检查,排除肺炎、气胸、胸腔积液、肺栓塞、心源性肺水肿、心律失常等其他疾病可能。

十三、COPD 的严重程度是如何分级的?

COPD 的分级主要是根据肺功能检测的指标和临床症状来分级,肺功能指标即:一秒钟用力呼气容积占用力肺活量的百分比($FEV_1/FVC\%$)、第一秒用力呼气容积占预计值百分比($FEV_1\%$预计值)。

COPD的临床严重程度分级

分　　级	临床特征
Ⅰ级 （轻度）	1. $FEV_1/FVC < 70\%$ 2. $FEV_1 \geqslant 80\%$预计值 3. 伴或不伴有慢性症状（咳嗽，咳痰）
Ⅱ级 （中度）	4. $FEV_1/FVC < 70\%$ 5. $50\% \leqslant FEV_1 < 80\%$预计值 6. 常伴有慢性症状（咳嗽，咳痰，活动后呼吸困难）
Ⅲ级 （重度）	7. $FEV_1/FVC < 70\%$ 8. $30\% \leqslant FEV_1 < 50\%$预计值 9. 多伴有慢性症状（咳嗽，咳痰，呼吸困难），反复出现急性加重
Ⅳ级 （极重度）	10. $FEV_1/FVC < 70\%$ 11. $FEV_1 < 30\%$预计值或$FEV_1 < 50\%$预计值 12. 伴慢性呼吸衰竭，可合并肺心病

十四、COPD 按病程分为几期？

COPD 按病程分为急性加重期和稳定期。急性加重期是指急性发病的过程，一般由受凉、感染诱发，咳嗽、咳痰、气喘、呼吸困难加重，或伴有痰量增多，或咳脓痰，需及时就医。稳定期指病情稳定，患者咳嗽、咳痰、气喘症状较轻。

十五、COPD有哪些严重的并发症?

COPD主要累及肺脏,但也可引起全身(肺外)的不良效应。慢性肺源性心脏病、自发性气胸、慢性呼吸衰竭、继发性红细胞增多症是COPD的常见并发症,也可导致心血管系统疾病(如心力衰竭、缺血性心脏病、心律失常、外周血管疾病、高血压)、肺癌、骨质疏松、骨骼无力、抑郁、认知功能减退等合并症。合并症的存在不仅增加疾病的诊断困难,还会严重影响患者的预后。

十六、老年COPD患者有哪些特点?

1. 诊断依据不足:老年人常忽视呼吸道症状,认为与年龄增加有关或因其他疾病引起。随着年龄增加,很多老年人,特别是85岁以上高龄老人大多无法配合进行肺功能检查,常导致诊断依据不足。

2. 发病率高、易发生COPD急性加重:随着年龄增加,老年人呼吸道结构和功能出现退行性改变,呼吸道防御功能减弱,使老年人COPD高发。

3. 症状隐匿:由于老年人反应差,其咳嗽、咳痰症状不明显,可不出现发热,血白细胞无明显增加,但常合并呼吸衰竭,老年人应警惕COPD急性加重的发生。

4. 营养不良、活动耐力降低:患者因缺氧、呼吸困难常出现食欲下降、食物摄入不足,导致营养不良,伴疲乏、活动耐量下降。

5. 焦虑、抑郁等精神症状:COPD除造成器质性损害外,还影响患者的日常生活、社会、精神活动,由于病情反复、自理能力下降、经济状况紧张等综合因素导致焦虑抑郁障碍而加重COPD病情,影响疾病的治疗。

6. 并发症多、预后差:由于老年人免疫力低,基础疾病多,COPD可导致慢性肺源性心脏病、自发性气胸、慢性呼吸衰竭、继发性红细胞增多症等严重并发症,同时也加重其他基础疾病(如,糖尿病、冠心病、高血压、骨质疏松等),整体预后差。

十七、COPD患者如何进行自我管理?

COPD预防的关键在于避免发病的高危因素、急性加重的诱因和增强机体免疫力,同时患者要加强自我教育和提升自我管理能力,如,如何避免急性加重的诱发因素、如何监测症状的变化、急性加重后如何处理、如何进行肺康复训练等。

1. 建立良好的生活方式

(1)戒烟:戒烟是最重要和有效的措施之一,简单易行、成本效益最佳,不论是COPD的预防还是在COPD发病的任何阶段戒烟都能有效控制疾病的进展。同时戒烟还能减少家人、同事"二手烟"的吸入,改善他们的健康。不推荐电子烟的替代方案,因为临床研究发现电子烟也能导致肺损伤。

(2)注意室内通风、空气流通,特别是厨房通风,减少烹饪产生的大量油烟、烟尘吸入。

(3)保证充足的营养:COPD患者普遍存在营养不良,应摄入充足的蛋白质、维生素,特别是维生素D、C、E的补充能显著改善COPD患者的呼吸肌力及健康状况。同时注意补充水分,利于排痰、防止呼吸道黏膜干燥。在饮食方面建议低糖、高蛋白、高纤维、避免产气的食物。饮食宜清淡、少油腻,少食多餐、细嚼慢咽,适当补充盐分。

(4)保证充足的睡眠:养成良好的睡眠习惯,使机体得到充分休息,能有效缓解疲劳、乏力、焦虑等伴发症状。

(5)保持个人清洁卫生:注意口腔、皮肤清洁,勤洗漱,减少感染发生。

(6)适当运动:进行全身运动、加强体育锻炼,坚持有规律、适量的运动增强体质、锻炼呼吸循环功能。

(7)呼吸功能锻炼:坚持做缩唇呼吸、屏气、腹式呼吸进行呼吸功能锻炼。①缩唇呼吸:缩唇呼吸是指先通过鼻子缓慢深吸气,再像吹口哨样缩唇缓慢呼气。缩唇呼吸能有效控制呼吸节奏、改善呼吸、减少呼吸耗能。②膈肌锻炼:是指通过加大膈肌活动做深而缓的腹式呼吸,使胸腔扩大、改善通气、减少呼吸肌运动、缓解呼吸肌疲劳。

(8)保持良好的心态:COPD除造成器质性损害外,还可以导致焦虑抑郁障碍。因此,应加强与家人朋友的沟通、交流,在心理上寻求更多的支持。

(9)接种疫苗:研究表明COPD患者接种流感疫苗或肺炎球菌多糖疫苗能降低感染的发生率,降低COPD急性加重的风险,疫苗免疫能使COPD患者获益。

2. 按医嘱合理用药

在医生指导下,合理使用药物,定期到医院复查;根据个人情况,按医嘱制定长期治疗方案,必要时长期规律吸入支气管扩张剂。

(1)合理使用抗生素:抗生素的使用应在医师指导下

进行,只有当感染导致COPD急性加重时才使用,稳定期无须使用抗生素。

(2)支气管扩张剂应用:支气管扩张剂包括β_2受体激动剂、抗胆碱能药物、茶碱三类药物。吸入性支气管扩张剂是治疗COPD的首选药物,包括长效和短效的β_2受体激动剂、抗胆碱能药物及支气管扩张剂的复合制剂。由于COPD患者病情严重程度不同,选择合适的吸入装置和正确的吸入方法也有差异,各种类型支气管扩张剂吸入装置有各自特点,应仔细查看说明书,在医师指导下学会正确使用,掌握正确吸入方法、时间、剂量,并了解其不良反应。支气管扩张剂雾化治疗时,应首选空气驱动给药,避免氧气驱动给药。

(3)糖皮质激素:糖皮质激素不作为常规使用药物,仅在有反复急性加重风险,且使用支气管扩张剂疗效欠佳的情况下,可酌情使用,首选仍为吸入性制剂,可选择单药或与支气管扩张剂的复合制剂,具体使用时机和方法应在医师指导下进行。

(4)止咳祛痰药:应以祛痰药为主,包括溴己新、氨溴索、乙酰半胱氨酸、桉柠蒎、羧甲司坦等药物能有效溶解黏液,降低COPD急性加重的风险。不要盲目使用镇咳药,特别是强力镇咳药,以免诱发痰潴留而加重病情。

3. 吸氧治疗:COPD合并慢性呼吸衰竭,特别是严重静息低氧血症患者建议长期家庭氧疗,可以显著改善生活质量、提高生存率。一般给予鼻导管吸氧,每天吸氧15小时以上,氧流量1~2升/分,氧疗装置应定期更换、清洁、消毒,同时应注意氧气使用安全。评估患者是否氧疗建议在医师指导下进行。

4. 康复指导:康复训练不仅能提高患者的体力活动水平,还能增强呼吸肌肉功能,改善COPD患者症状、改善生活质量,适用于大多数COPD患者,中到重度患者获益最显著。

5. 内科介入治疗:慢阻肺的内科介入治疗主要为经支气管镜肺减容术,该技术是基于外科肺减容术的原理开展,同时可减少外科手术的并发症和病死率。现国际上应用最广的是支气管内活瓣植入肺减容术,但该技术要在临床上广泛应用还需更多的循证医学证据的积累。

6. 外科治疗:包括外科肺减容术和肺移植。外科肺减容术是指通过手术切除部分气肿的肺组织达到治疗慢阻肺的目的,适用于积极内科治疗症状仍重,有明显阻塞性通气功能障碍,有气体潴留证据,且影像学检查可见过度通气区域和正常肺组织。COPD 已成为近年来肺移植首位的原发病,肺移植主要适用于 COPD 积极内科治疗效果不佳,疾病仍不断进展,不适合肺减容术或肺减容术治疗后效果不佳的患者。

十八、COPD 常用的药物有哪些?

主要药物有:支气管扩张剂(如,沙丁胺醇、噻托溴铵、茶碱)、糖皮质激素、祛痰药、抗生素等。

COPD 的常用药物

中文名	英文缩写	代表药物
短效 M 受体阻滞剂	SAMA	异丙托溴铵(爱全乐)
短效 β_2 激动剂	SABA	特布他林(博利康尼) 沙丁胺醇(万托林)
吸入糖皮质激素	ICS	布地奈德,氟替卡松
长效 β_2 激动剂	LABA	(茚达/福莫/沙美)特罗
长效 M 受体阻滞剂	LAMA	噻托溴铵(思力华)
复合制剂	LABA + ICS / LABA+LAMA	信必可、舒利迭/昂润、杰润、希润

续表

中文名	英文缩写	代表药物
茶碱		氨茶碱,多索茶碱
糖皮质激素		泼尼松,甲强龙

十九、支气管扩张剂吸入治疗有哪些优点?

吸入性支气管扩张剂是治疗COPD的首选药物,药物直达肺部,起效快、疗效好、安全性高,全身吸收少,全身不良反应少。吸入时可能出现局部刺激症状,一般不需要特殊处理,可以自行缓解,如果反应严重,应立即停药,及时就医。

二十、常用的支气管舒张剂有哪些?

1. β₂受体激动剂:沙丁胺醇、特布他林、福莫特罗、茚达特罗等。

2. 抗胆碱能药物:异丙托溴铵、噻托溴铵等。

3. 茶碱类药物:氨茶碱、茶碱缓释片、多索茶碱等。

4. 支气管扩张剂复合制剂:沙丁胺醇/异丙托溴铵、

乌美溴铵/维兰特罗等。

5. 糖皮质激素/支气管扩张剂复合制剂:如布地奈德/福莫特罗、氟替卡松/沙美特罗、倍氯米松/福莫特罗等。

根据病情,支气管扩张剂可以单药使用或2~3种药物联合使用(双联或三联),在症状严重、有中到极重度气流受限以及急性加重风险较高的COPD患者中推荐三联治疗,即使用1种或2种长效支气管舒张剂的基础上联合使用吸入型糖皮质激素。三联治疗不仅能降低COPD急性加重的风险,还能改善患者的症状、肺功能和生活质量。

二十一、常用的吸入性支气管扩张剂装置如何使用?

常用的吸入性支气管扩张剂有气雾剂、粉雾吸入剂、柔雾吸入剂、溶液等不同剂型,装置和方法略有差异,均经口吸入。气雾剂和溶液用药前要充分摇匀,用药时尽量吸气与喷药同步,呼气时避开吸嘴。老年人因肺活量下降,一次吸气可能不能将药物充分吸入,可重复吸入,用药后应充分漱口。

1. 气雾剂:①打开:摇匀并取掉喷嘴保护盖。②吸入:垂直握住气雾剂,食指或中指放在储药罐顶部,拇指托住固定座,双唇包住喷嘴(勿咬喷嘴)。先尽量呼气至呼气完成(呼气不要对着气雾剂吸嘴),然后用嘴缓慢深吸气,开始吸气时同时按压储药罐顶部喷头揿出一揿药物(尽量保持吸入与按压同步)。从口中移出气雾剂,继续屏气约 10 s。若处方中需要多次吸入,重复该步骤。③关闭:盖上保护盖。最后漱口。吸气与喷药同步进行有困难的患者可使用储雾罐。

2. 溶液:多采用雾化装置,方法如下:①在医生指导下将雾化溶液用生理盐水稀释后加入雾化器。②安装好雾化器,嘴唇合拢包住咬嘴,平静呼吸,用嘴吸气、鼻呼气,雾化期间尽量采用坐位或抬高床头,避免平卧以防雾液喷入眼睛。③雾化后应及时漱口,雾化器洗净、晾干备用。特别提醒:老年人在使用支气管舒张剂雾化治疗时,建议选用空气驱动给药,以免氧气驱动给药增加二氧化碳升高导致呼吸衰竭的潜在风险。

3. 粉雾剂:①打开防尘帽,接着打开吸嘴。②从包装中取出一粒胶囊药物,将其放置于装置中央室中,合上吸嘴并关紧,直至听到"咔哒"声,保持防尘帽敞开。③握住

吸入器装置,使吸嘴朝上,按压装置周边的刺孔按钮完全
按下数次,然后松开,使吸气时胶囊内的药物释放。④先
完全呼气(呼气时避免对着吸嘴呼气),再用双唇包住吸
嘴缓慢深吸气。移开吸嘴,继续屏气10 s。重新开始正
常呼吸。此步骤可重复操作,直至胶囊中的药物完全吸
出。⑤打开吸嘴,倒出使用过的胶囊,关上吸嘴和防尘
帽,将药粉吸入器装置保存起来,应定期清洗装置,干燥
后再次使用。

　4. 柔雾吸入剂:①将透明底座按照标签箭头指示方
向旋转半周直至听到"咔哒"声。②完全打开防尘帽。③
先尽量呼气,呼气时避开吸嘴,然后双唇包住口含器缓慢
深吸气,吸气同时按压按钮给药,然后将装置从口中拿
出,移开口含器后继续屏气约10 s。④盖上防尘帽。最
后充分漱口。

　5. 准纳器的使用方法:①打开:一手握住准纳器外
壳,另一手拇指放在准纳器的滑动杆上,向外推动滑动
杆直至发出咔哒声,表明准纳器完全打开,一次剂量的
药已准备好。②握住准纳器在保证平稳呼吸的前提下,
尽量呼气(呼气时不要对着准纳器,避免将气体呼入准
纳器)。③吸入:先尽量呼气,用双唇包住吸嘴深深地平

稳地吸气,将药物吸入口中,然后将准纳器从口中拿出,继续屏气约10 s。④关闭:关闭准纳器,将拇指放在拇指柄上,尽量快地向后拉,发出"咔哒"声表明关闭。最后漱口。

二十二、常用的化痰药有哪些?

常用的化痰药有羧甲司坦、氨溴索、乙酰半胱氨酸、溴己新、桉柠蒎等,研究显示黏液溶解剂和抗氧化剂(如,厄多司坦、羧甲司坦、乙酰半胱氨酸)可以起到降低COPD急性加重风险的作用。化痰药避免同强力镇咳药联用,老年人一般不主张用强力镇咳药。

二十三、COPD急性加重时常用的抗生素有哪些?

临床常用的抗生素有以下几类:

1. 青霉素类抗菌药物:如阿莫西林/克拉维酸钾、哌拉西林/他唑巴坦;

2. 头孢菌素类抗菌药物:如头孢克洛、头孢曲松、头孢他啶、头孢哌酮、头孢哌酮/舒巴坦;

3. 大环内酯类抗菌药物：如阿奇霉素、红霉素；

4. 喹诺酮类抗菌药物：如左氧氟沙星、莫西沙星、环丙沙星；

5. 氨基糖苷类药物：如阿米卡星、依替米星等；

6. 其他新型抗生素：如泰能、美罗培南、替加环素、多西环素等。

老年人由于肝肾功能减退，在使用抗生素的选择方面受到一定限制，还存在过敏等个人体质因素的影响，且抗生素使用不当会产生一些毒副作用，仅限于COPD合并感染急性加重时使用，建议在呼吸专科医生指导下选用。

二十四、哪些COPD患者需要接种疫苗？

研究表明接种流感疫苗可预防流感，避免流感引发的急性加重，接种多价肺炎球菌疫苗可以显著降低患者感染社区获得性肺炎的风险。疫苗免疫能够降低COPD急性加重的风险使COPD患者获益，指南推荐≥65岁的老年患者每年接种流感疫苗和其他呼吸专科医生推荐的疫苗。

二十五、COPD患者用药方案是否长期保持不变?

COPD作为一种慢性疾病,特别是重症患者需要长期用药,但用药方案并非一成不变,必须根据患者的临床症状和治疗反应考虑进行动态调整,随时评估治疗效果、药物不良反应、临床获益等指标,根据病情变化进行升级或降级治疗。因此,COPD患者必须及时记录自己的病情变化、用药情况等资料,定期到医院进行随诊。

二十六、COPD患者进行康复训练有哪些益处?

研究发现COPD患者进行中等强度耐力训练,如地面行走锻炼、自行车训练、吸气肌训练、抗阻训练等都能增加骨骼肌肉力量、改善肺功能、缓解呼吸困难、改善生活质量。推荐联合耐力训练,每周两至三次,能更大程度改善慢阻肺患者的骨骼肌力量和生活质量。

二十七、COPD患者急诊就医应做好哪些准备?

COPD患者应随时做好就医应急准备,以便能迅速地就医。准备好服药清单、医院地址及电话、家属的联系方式,并准备一定的现金备用。

COPD预防的关键是避免发病的高危因素、急性加重的诱因和增强机体免疫力。COPD是慢性进行性疾病,早发现、早干预重于治疗,虽然目前COPD病变难以完全逆转,但采取积极有效的措施可以延缓病情进展。

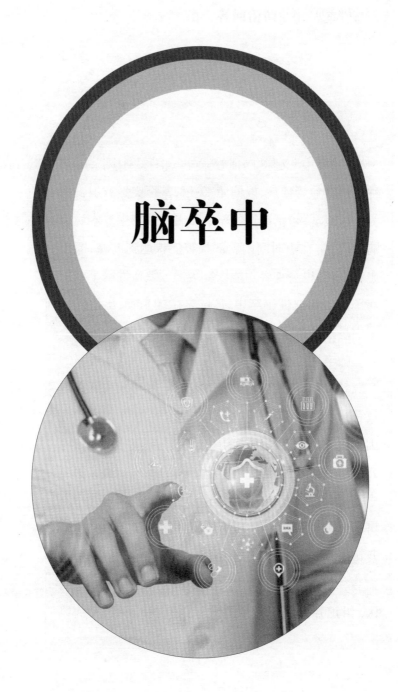

脑卒中

　　"脑卒中"又称"脑血管意外",俗称"中风",是一种急性脑血管疾病,以偏瘫、失语,甚至突然意识丧失为临床表现,包括缺血性卒中和出血性卒中。本病起病急骤,常在短时间内脑部损害症状达到高峰,即使患者幸存,也会神经功能恢复缓慢。缺血性脑卒中发病率高于出血性脑卒中,占脑卒中的85%;出血性脑卒中是因脑血管出血所致,占脑卒中的15%。

　　脑卒中是一种高发病率、高死亡率、高致残率的"三高"疾病,已成为西方国家仅次于冠心病和癌症的第三位死亡原因;在我国则已是国民的首位死亡原因。我国每年新发脑卒中约200万,每年死亡患者约150万,是我国单病种致残率最高的疾病。其实脑卒中是一种可防可控的疾病,其致病的危险因素包括不可干预的危险因素(如,年龄、性别、种族、家族史等)及可干预的危险因素(如,高血压、糖尿病、冠心病、高血脂、高尿酸、动脉硬化及不良生活方式等),寻找病因、纠正并控制可干预的危险因素就能降低发病风险。老年人随着年龄增加出现动脉硬化,且大多患有高血压、糖尿病、冠心病等疾病,更容易发生脑卒中。脑卒中已成为严重危害我国老年人健康的主要疾病,加强对脑卒中相关知识的普及教育,做好疾病防控和管理十分必要。

一、什么是脑卒中?

脑卒中是由于脑部血管突然破裂或血管阻塞导致血液不能流入大脑而引起脑组织损伤的急性脑血管疾病,包括缺血性卒中和出血性卒中。

缺血性卒中是指因血液、空气、肿瘤、脂肪等各种栓子堵塞脑血管,或因动脉血管硬化、狭窄、血管畸形、脑动脉炎等使脑血流量下降所致,包括脑梗死(脑血栓形成、脑栓塞、腔隙性脑梗死)、短暂性脑缺血发作(TIA)。出血性卒中指因脑部血管破裂、血液渗透到大脑组织所致(如脑出血、硬膜外及硬膜下出血、蛛网膜下腔出血)。

二、脑卒中有哪些危险因素?

脑血管病的危险因素分为三类:

1. 不可改变的因素:包括年龄、性别、种族、遗传因素等。

2. 证据充分可以控制的因素:如,高血压、糖尿病、心房颤动、高血脂、无症状颈动脉狭窄、不合理的饮食、肥胖、缺乏运动等。积极控制以上危险因素可以显著降低脑卒中的发病风险。

3. 证据不充分但潜在可控的危险因素:如,代谢综合征、高同型半胱氨酸血症、偏头痛、睡眠呼吸紊乱、高凝状态、炎症和感染、饮酒、口服避孕药、药物滥用等。目前尚无充分证据证明控制以上危险因素是否能有效降低脑卒中发病风险。

三、脑卒中在我国有什么分布特点?

脑卒中的发病有明显的季节性特点,多在寒冷季节高发,因我国北方地区冬季寒冷,所以北方发病多于南方。与女性相比,男性的发病率和死亡率更高。随着年龄增加、动脉硬化,中老年人脑卒中的发病率显著增加。

四、脑卒中常见的症状有哪些?

脑卒中后患者会出现以下症状:偏瘫是脑卒中最常见的症状,可以表现为一侧脸部、上肢和(或)下肢突然乏力或瘫痪;言语不清、出现表达或理解语言障碍;出现双眼或单眼视物困难;出现眩晕、一过性眼前发黑;不明原因的头痛、突发的记忆力丧失;站立或行走不稳、上下肢动作协调失衡等。以上症状可单独或同时出现,一旦出现以上情况,要高度警惕脑卒中发生,应及时就医采取救治措施。

五、脑卒中分哪几类?

通常分为缺血性脑卒中和出血性脑卒中两大类:

缺血性卒中主要包括:①TIA,指脑组织短暂性、缺血性、局灶性损害所致的功能障碍,不留后遗症,24小时内能完全恢复;②脑梗死,指各种原因所致脑组织供血障碍,导致脑组织缺血、缺氧性坏死,包括脑血栓、脑栓塞、腔隙性脑梗死等。

出血性卒中是指因脑内血管破裂,非外伤性脑实质内出血所致脑功能障碍,包括脑出血、蛛网膜下腔出血、硬膜外及硬膜下出血。

六、什么是短暂性脑缺血发作?

短暂性脑缺血发作又称"小中风",是指因脑动脉狭窄、闭塞或血流动力异常导致脑动脉短暂性或一过性供血不足,出现短暂的缺血症状,如单眼失明、视物模糊或复视、失语、偏瘫等,起病突然、持续时间短暂,24小时内可恢复,不留后遗症,但可反复发作,一部分可进展为脑梗死,故应及早诊断、及时治疗。

七、短暂性脑缺血发作如何诊断?

短暂性脑缺血发作的患者大多有高血压、心脏病、颈椎病、动脉硬化等基础疾病,有血压突然变化、体位突然改变(如转颈,过度伸、屈颈部)等诱因,出现突发的视物不清、发音障碍、失语、吞咽困难、肢体麻木、偏瘫、感觉障碍、平衡障碍等症状,且症状在1小时内能缓解、24小时内能恢复,脑CT及脑部磁共振无明显异常即可确诊。

八、短暂性脑缺血发作如何治疗?

首先要积极查找病因,对可能存在的危险因素进行干预,管理好生活方式,同时采用药物治疗。抗血小板治疗是基础,可预防血栓形成、减少复发,主要药物有阿司匹林和(或)氯吡格雷;对伴有房颤的心源性患者还应进行抗凝治疗,药物有低分子肝素、华法林、新型口服抗凝药;对于血管痉挛的患者还可使用钙拮抗剂(如,尼莫地平)缓解血管痉挛、改善循环;血压低的患者还应停用抗高血压药物,必要时补充血容量;颈动脉明显狭窄的患者可行颈动脉支架置入、血管内膜剥脱术等手术治疗。

九、什么是脑梗死?

脑梗死是指各种原因导致脑组织供血障碍发生的局部缺血坏死。表现为突然发生的偏瘫、失语等神经功能障碍,头颅CT、磁共振检查可见颅内有梗死病灶,包括脑栓塞、腔隙性脑梗死、脑血栓形成等。

十、脑梗死常见的病因有哪些?

脑梗死常见的病因有动脉硬化、心源性栓塞(如心房纤颤、心脏瓣膜病、心肌梗死等)、动脉炎、血液系统疾病导致脑血栓、血管痉挛、滥用药物等。导致脑梗死的病因较多,但脑血栓形成是最常见的病因。

十一、什么是脑栓塞?

脑栓塞是指异常的栓子阻塞脑动脉,出现供血障碍使脑组织发生缺血坏死和神经功能障碍,脑栓塞以血栓栓塞为主,心房纤颤是最常见的病因。脑血栓发病突然,可出现头痛、头晕、意识不清、面瘫、失语、肢体瘫痪、感觉障碍、平衡障碍等表现。头颅CT、磁共振可发现梗死病灶。

十二、什么是脑出血?

脑出血是指脑血管破裂导致脑实质内的出血。按病因可分为原发性脑出血(如,高血压、淀粉样血管病所致)和继发性脑出血(如,动脉瘤、血管畸形、血管炎、凝血功能障碍、药物等原因所致),高血压和脑淀粉样血管病是老年人脑出血最常见的病因。常见的诱发因素有情绪激动、高度紧张、过度饮酒、剧烈活动、过度劳累等,大便用力也是老年人常见的诱发因素。患者常突然发病,表现为突发头痛、恶心、呕吐、失语、偏瘫,甚至意识障碍。脑CT、磁共振检查可以明确诊断。

十三、发生脑卒中有哪些先兆?

1. 突然出现的眩晕,或不明原因的剧烈头痛。

2. 突发一侧面部、肢体麻木,或一侧肢体无力。

3. 突发一侧或双侧视物不清,或一过性黑蒙(突然出现眼前发黑,数秒或数十秒能恢复)。

4. 突然出现说话困难,或失语。

5. 突发行走困难、平衡障碍。

6. 突发出现的理解力困难、近事遗忘,甚至出现意识障碍。

当出现以上征兆,常提示脑卒中的发生,应及时就医尽早治疗。

十四、老年人的脑卒中有哪些特点？

老年人大多伴有动脉硬化、高血压、糖尿病，发病率高，且随着年龄增加而增加；由于老年人常合并不同程度的脑萎缩、皮质下动脉硬化性脑病、反复发生的脑梗死，其发病、病程常不典型；由于其器官功能减退，常有合并症多、并发症多、病死率高的特点。高龄患者，特别是80岁以上患者脑卒中的病因以心房颤动等心源性因素常见，卒中后发生痴呆的风险增加，且高龄老人身体衰弱、肌肉力量降低，卒中后更易出现平衡障碍、易跌倒；由于老年人多合并有高血压、冠心病、糖尿病等，心血管事件发生率增加；由于合并症多，服药的品种和数量增加，药物的毒副作用也相应增加；以上这些因素都加剧高龄脑卒中患者运动功能障碍，使其卧床时间延长、感染和血栓等风险增加，致使他们残疾程度更重或者残疾发病率高、预后更差。

十五、有什么快速识别脑卒中的方法吗?

脑卒中的典型症状仅为头痛、呕吐,很容易与其他疾病混淆,建议可以使用脑卒中的"FAST"判断法进行快速识别。其中"F"代表Face(面部):观察是否有面瘫/口角歪斜表现;"A"代表Arm(肢体):观察四肢是否出现肢体乏力、偏瘫;"S"代表Speech(说话):观察是否出现言语不清;"T"代表Time(时间):迅速求助,强调脑卒中的救治时间,溶栓的时间窗。

十六、确诊脑卒中常做的临床检查有哪些?

对疑似脑卒中者可进行以下检查,以便确诊或排除脑卒中:

1. 一般查体与神经系统体检:通过测量人体身高、体重、血压,及视、触、叩、听物理查体及神经系统专科检查,判断体重、血压、身体重要脏器及神经系统的基本状况。

2. 脑病变检查:通过头颅CT、磁共振检查颅内有无梗塞或出血病灶。

3. 血管病变检查:可采用颈部血管超声、经颅多普勒、磁共振血管成像、CT血管成像(CTA)、数字减影血管造影(DSA)等手段,了解颈部、颅内血管动脉粥样硬化、狭窄、闭塞情况,判断有无硬化、狭窄、缺血、畸形、痉挛等血管病变,可对脑血管疾病进行动态监测。

4. 其他实验室检查:可检查血糖、血脂、肝肾功能、电解质、凝血功能、血常规等进一步了解病情,根据病情严重程度,可视情况完善心电图、脑电图等检查。

十七、脑卒中的高危人群有哪些?

国家卫生部脑卒中高危人群筛查依据以下8项危险因素进行风险评估:

1. 高血压病史(≥140/90 mmHg)或正在服用降压药;

2. 房颤和心瓣膜病;

3. 吸烟;

4. 血脂异常;

5. 糖尿病;

6. 很少进行体育活动;

7. 明显超重或肥胖(BMI≥26 kg/m^2);

8. 有脑卒中家族史。

*具有≥3项危险因素,或既往有脑卒中/短暂性脑缺血发作病史者,评定为高危人群;

*具有＜3项危险因素,但患有慢性病(高血压、糖尿病、心房颤动或瓣膜性心脏病)之一者,评定为中危人群;

*具有＜3项危险因素,且无慢性病者为低危人群。

十八、什么是脑卒中的一、二、三级预防?

一级预防:指卒中发病前的预防,即通过保持健康的生活方式(如,戒烟、限酒、限盐、多食新鲜水果蔬菜、有规律锻炼、控制体重等),控制管理好各种危险因素(如,管理好血糖、血压、血脂等),以减少和预防脑卒中的发生。

二级预防:指针对已发生脑卒中的患者,积极寻找病因并加以纠正,降低卒中复发率。除了改善生活方式、控制各种危险因素外,还可通过药物进行干预,二级预防的三大基石药物是:降压药、抗血小板药及他汀类降脂药。

三级预防:指对已患卒中的患者,加强康复护理,减轻障碍和改善功能,预防并发症,最终使患者回归家庭,融入社会。

十九、预防脑卒中,日常生活中应注意哪些?

吸烟、酗酒、高盐高脂饮食、肥胖、缺乏锻炼等不良生活方式是脑卒中的危险因素,与脑卒中的发生密切相关。预防脑卒中,首先要保持健康的生活方式:

1. 老年人饮食宜清淡,低盐、低脂、高维生素、适量蛋白质和能量,糖尿病患者应控制糖的摄入。多摄入富含叶酸,维生素 B_6、B_{12} 及富含钾的食物,多摄入蔬菜、水果、坚果类食物,同时保证充足饮水。

2. 生活规律,按时作息,不熬夜,保证充足的睡眠;不久坐,变换体位时动作应缓慢,养成定时排便习惯,保持大便通畅,排便时不能用力过猛。

3. 戒烟酒,戒烟是最有效、最经济的降低脑卒中风险的有效方法。吸烟者应戒烟,不吸烟者应避免被动吸烟。

4. 适当运动,防过度劳累。

5. 保持良好心态、心情愉悦。

6. 定期进行健康体检,有高血压、糖尿病、心脏病等基础疾病的老年人应按医嘱按时吃药,定期到医院随访。

二十、为预防脑卒中,老年人应如何管理血压?

高血压病是脑卒中最重要的危险因素,控制好血压可显著降低脑卒中的发生率和死亡率。

1. 定期测量血压,提倡家庭自测血压,建议用电子袖带血压计测量。

2. 保持健康生活方式,减少钠盐摄入,戒烟酒,保证充足睡眠,控制体重,适当运动。

3. 高血压病人应规律服用降压药物,使血压达标:①老年高血压病人,年龄≥80岁,首先应将血压降至<150/90 mmHg,能耐受者可进一步降低至<140/90 mmHg,但衰弱的患者收缩压应不低于130 mmHg;年龄≥65岁者,应将血压降至<140/90 mmHg。②患冠心病、糖尿病、肾病的老年人血压应控制<140/90 mmHg。③患糖尿病伴有缺血性心脏病的老年人,血压控制<130/80 mmHg。④老年人舒张压不能降得太低,应在70 mmHg以上,以防出现脑供血不足。⑤对患有颈动脉狭窄病变的高血压患者,应进行脑、心、肾等重要脏器的检查,评估重要脏器的血流灌注情况。颈动脉狭窄的老年人血压不能降得太低,有增加脑缺血的风险。当单侧颈动脉狭窄>

70%时,收缩压不能低于130 mmHg;双侧颈动脉狭窄>70%时,收缩压不能低于140 mmHg。⑥高血压伴有高同型半胱氨酸血症的病人,治疗高血压的同时酌情加用叶酸可能会减少首次脑卒中风险。

二十一、为预防脑卒中,老年人应该如何管理血糖?

血糖异常加速脑血管病的发展,控制血糖水平是预防脑卒中的重要措施。

1. 尽早进行糖尿病筛查,定期检测血糖、糖化血红蛋白,老年人特别要注意检查餐后血糖,必要时行糖耐量试验,尽早识别糖尿病或糖尿病前期状态。

2. 糖耐量异常或糖尿病病人,应当进行生活方式干预:首先要控制饮食,饮食宜低糖低脂、戒烟酒、规律作息、控制体重、加强运动。

3. 根据病情,严格遵医嘱服用降糖药或采用胰岛素治疗,控制好血糖,目标血糖值应个体化,推荐空腹血糖控制在4.4~7.0 mmol/L,餐后血糖<10 mmol/L。无低血糖或其他不良反应,病程短、预期寿命长、无并发症和心血管疾病的2型糖尿病人,糖化血红蛋白应<6.5%;有

严重低血糖、预期寿命短,有显著血管并发症、合并症的病人,糖化血红蛋白可控制在<8.0%。

4. 长期的自我血糖监测。

5. 糖尿病患者的干预还包括降低血压、调节血脂和抗血小板治疗,降压和调脂治疗均能显著降低糖尿病患者脑卒中的发病风险。合并有高同型半胱氨酸血症的病人,可服用叶酸、维生素 B_6、维生素 B_{12} 治疗降低同型半胱氨酸血症,有助于降低脑卒中风险。

二十二、为预防脑卒中,老年人应该如何管理血脂?

血脂异常(如长期高甘油三酯、高低密度脂蛋白胆固醇、低高密度脂蛋白)是动脉粥样硬化和脑卒中的重要危险因素之一,降低血脂是卒中一级预防的重要措施之一。

1. 每年定期检查血脂水平,脑卒中的高危人群应3~6个月定期检查血脂。

2. 保持健康的生活方式:低脂饮食(减少饱和脂肪酸和胆固醇的摄入、选择能减低低密度脂蛋白胆固醇水平的食物)、戒烟酒、减轻体重、增加有规律的身体活动,监测血脂及其他危险因素。

3. 除生活方式干预外,还应进行药物干预控制血脂,针对不同危险水平给予不同强度的降脂药物治疗。他汀类药物作为首选,他汀类治疗能降低动脉粥样硬化或高危患者的脑卒中风险,目前已被广泛应用于调控血脂水平。根据心血管病风险设定低密度脂蛋白目标值:极高危者应降至1.8 mmol/L以下;高危者降至2.6 mmol/L以下。对于高密度脂蛋白胆固醇降低或脂蛋白升高的病人可使用烟酸类药物,糖尿病合并高甘油三酯血症病人可用贝特类药物,急性冠脉综合征病人可用他汀类药物与依折麦布联合治疗,不能耐受他汀类药物或他汀类药物治疗未达标的病人可使用非他汀类降脂药(如,纤维酸衍生物、烟酸、依折麦布或PCSK9抑制剂)。

二十三、患有心房颤动的老年人应该如何预防脑卒中?

心房颤动是脑卒中重要的危险因素之一,随着年龄增加风险也相应增加。

1. 年龄>65岁的老年人推荐进行心房颤动的筛查,定期进行心电图检查,必要时行动态心电图、电生理监测。

2. 脑卒中低危患者,可不用抗血栓治疗;中危患者可用抗血小板(如阿司匹林、硫酸氢氯吡格雷等)或抗凝治疗;高危患者应抗凝治疗。抗凝治疗会增加胃肠出血的风险,应监测凝血功能。

3. 与阿司匹林相比,华法林及新型口服抗凝剂(如,达比加群、利伐沙班和阿哌沙班)都能使脑卒中发病显著降低,但房颤患者是否需要使用抗凝剂,及选用何种口服抗凝剂治疗应根据卒中的风险和出血风险评估后由专业医师确定。

二十四、颈动脉狭窄的老年人应如何预防脑卒中?

动脉硬化所致的颈动脉狭窄是缺血性脑卒中的重要危险因素。治疗方法包括药物和手术治疗,治疗药物包括抗血小板药物(如阿司匹林、氯吡格雷)、抗动脉粥样硬化药物(如,他汀类),手术治疗包括颈动脉内膜切除术、颈动脉狭窄支架置入术。颈动脉狭窄程度50%以下的患者不需要手术治疗,应在医生的指导下服用他汀类降脂药和抗血小板药物治疗,定期复查。对无症状颈动脉狭窄大于

50%的患者,可在有条件的医院定期进行超声随访,评估疾病的进展。颈动脉狭窄超过70%,并伴有相应的神经系统症状的患者,可行手术治疗,预防脑卒中发生。

二十五、脑卒中二级预防常用的药物有哪些?

脑卒中二级预防常用的药物包括降压药、降脂药和抗血小板药物。

高血压是脑卒中复发的重要独立危险因素,持续有效控制血压可以显著降低脑卒中的复发风险。目前常用的降压药有5种:钙离子通道拮抗剂(如硝苯地平)、血管紧张素转化酶抑制剂(ACEI类,如依那普利、卡托普利)、血管紧张素II受体拮抗剂(ARB类,如厄贝沙坦、缬沙坦)、利尿剂(如,螺内酯、氢氯噻嗪)和β受体阻滞剂(如,倍他乐克、美托洛尔),以上药物均能有效降压发挥预防脑卒中复发的作用。降压药物的选择应根据药物的疗效及安全性、患者服药的依从性、经济费用等因素综合考虑,对于有多种危险因素或长期服用降压药物依从性差的病人可服用固定剂量联合制剂。

抗血小板药物可预防血液中的血小板黏附聚集形成

血栓,能有效预防缺血性脑卒中,常用的抗血小板药物有阿司匹林、氯吡格雷、双嘧达莫、西洛他唑等。他汀类药物能稳定动脉粥样硬化斑块,有效降低动脉粥样硬化血栓形成,延缓其进展并预防血栓形成,能有效降低脑卒中复发风险。

二十六、为什么脑卒中容易在秋冬季发作?

气候变化容易诱发脑卒中,特别是秋末冬初气候骤变的时候。可能包括以下原因:

1. 寒冷刺激可使外周血管痉挛收缩、外周血管阻力增加、外周血压升高,使脑血管缺血。

2. 寒冷还可使血液浓度增高、血液黏度增加,易形成血栓。

3. 寒冷容易导致呼吸道感染,急性炎症可引起粥样硬化斑块破裂、血栓形成,导致脑卒中。

二十七、怀疑家人患脑卒中时应该如何处理?

当高度怀疑家人发生脑卒中后应该及早送医诊治。

首先要保持镇定,立即让患者就地去枕平躺,头偏向一侧,以免呕吐误吸,松开患者衣裤,同时拨打"120"急救电话,尽快将病人安全送至具有溶栓条件的医院,尽量就近治疗。急救人员到达前少搬动病人。神志不清的病人,有假牙的应将假牙取出;有呕吐者,将其头抬高略后仰,头偏向一侧,以防窒息。病人送至医院后应简要向医师说明病情,包括病人发病的诱因、发病时间、发病的表现、发病后的症状、既往的身体状况等,便于医师尽快救治。询问病史后,医生会对患者进行生命体征、意识、瞳孔、语言、视力、肢体力量和感觉等方面系统检查,以判断病情轻重,决定治疗措施。

二十八、为预防脑卒中,老年人如何进行生活方式干预?

脑血管病是老年人群的常见病,危害大,老年人应做好健康管理,特别是要养成良好的生活方式。

生活方式干预:通过合理膳食、戒烟限酒、适量运动、控制体重、保持良好心态等方面进行干预,养成健康的生活习惯,降低脑卒中的发病风险。

1. 合理膳食：食物应多样化，能量和营养搭配合理，多食谷类、豆类、薯类、水果、蔬菜和低脂奶制品，少食饱和脂肪酸和反式脂肪酸食物，适量吃坚果；适量吃鱼、禽、蛋、瘦肉；低钠（每天摄入少于6克）低脂低糖，可适当增加钾摄入，戒烟限酒。

2. 吃动平衡，适量运动：选择适合自己的运动，如快走、慢跑、骑自行车等，健康成人每周3~4次以上，每次持续40分钟以上，运动强度应结合个人身体状况制定。

3. 控制体重：肥胖是高血压、高血脂及脑卒中的高危因素，因此控制体重可以有效预防心脑血管疾病。可以通过良好的饮食习惯、适当运动等健康的生活方式来减轻体重。

4. 保持良好的心态：焦虑、抑郁、惊恐等心理障碍与心脑血管事件发病密切相关，保持良好的心态可减少心脑血管事件的发生。

二十九、急性缺血性脑卒中病人入院后该如何治疗？

急性缺血性脑卒中常常因为未得到及时的诊疗造成

永久性的神经损伤,导致严重的并发症,甚至死亡。急性缺血性脑卒中病人入院后主要有以下几种治疗方式:

1. 静脉溶栓:急性缺血性脑卒中的早期血管开通治疗方法主要是静脉溶栓治疗,需注意时间窗限制,发病3小时内重组纤溶酶原激活物(r-tPA)溶栓治疗疗效较好,时间窗可适当延迟至4.5小时,我国推荐发病6小时内均可用尿激酶溶栓治疗。

2. 血管内治疗:(1)动脉溶栓:主要用于发病6小时内由大脑中动脉闭塞导致的严重脑卒中且不适用于静脉溶栓或对静脉溶栓无效的患者。对于后循环动脉闭塞导致的严重脑卒中且不适合静脉溶栓或对静脉溶栓无效的患者,可延长时间窗至24小时。(2)血管内机械开通:谨慎选择发病时间8小时内的严重卒中患者(后循环闭塞24小时内),可在有条件的医疗机构,由有经验的医师在快速影像学的指导下进行血管内机械开通治疗,但该治疗改善预后效果不定。(3)血管成形术:谨慎选择发病时间8小时内的严重卒中患者(后循环闭塞24小时内)、动脉溶栓失败的患者或不适合行血管内取栓治疗、合并颅内动脉狭窄的患者,可在有条件的医疗机构,由有经验的医师进行急诊血管成形术或支架植入术治疗。

3. 外科手术:(1)颈动脉内膜切除术:用于颈内动脉颅外段狭窄超过70%,狭窄部位位于下颌角以下,手术可及者。颈内动脉完全性闭塞24小时内可考虑手术,但超过24~48小时已发生脑软化患者,不宜手术治疗。(2)颅外-颅内动脉吻合术:包括颞浅动脉-大脑中动脉吻合,枕动脉-小脑后下动脉吻合,枕动脉-大脑后动脉吻合术等。

三十、脑卒中病人出院后该如何自我管理?

脑卒中患者发病的急性期在医院治疗,病情稳定后大多转回家庭护理,回家后的自我管理十分重要,否则可能出现疾病反复。

1. 生活起居要规律,注意休息;

2. 注意保暖,避免受凉;

3. 饮食结构合理、清淡、营养丰富,吃东西细嚼慢咽,防误吸、呛咳;

4. 控制体重,适当运动,加强康复训练促进肢体功能恢复;

5. 控制情绪,保持良好心态;

6. 定期随诊,遵医嘱按时服药;

7. 主动学习疾病预防相关知识,控制各种危险因素。

三十一、脑卒中患者为什么要进行康复训练?

脑卒中会导致不同程度的语言、认知、吞咽、运动、感觉、心理、日常生活能力等方面的功能障碍,脑卒中后进行康复训练的目的是促进功能恢复、提高生活自理能力、防治并发症,提高生活质量,使患者能尽早回归社会。康复训练是一个长期而漫长的过程,应由专科医生对病人进行相关的康复评估后制定个体化的治疗方案,需要病人的配合和家庭的大力支持。

三十二、人们对脑卒中存在的误区认识有哪些?

1. 认为脑卒中无法预防:脑卒中发病前常有许多先兆,如,突发的单眼失明、视物模糊或复视、剧烈头痛、头晕、失语、面麻或单侧肢体麻木、无力等,一旦出现上述先兆常预示脑卒中的发生,应及时就医。在日常生活中应保持良好的生活方式,合理膳食、戒烟限酒、控制体重、适当运动、保持良好心态,积极控制脑卒中的危险因素,积极治疗高血压、心脏病、糖尿病、高血脂等疾病,就能有效地预防脑卒中。

2. 阿司匹林能预防脑卒中,可以随便吃随便停药:阿司匹林是脑卒中二级预防的重要药物之一,其常规剂量为75～150 mg/d,需长期服用。剂量过小不能达到有效抗血小板聚集、预防血栓的目的,剂量过大会增加出血的风险。高危病人服用阿司匹林的二级预防是一个长期过程,不能随意停用,只有坚持每天服用有效剂量的阿司匹林,才能抑制新生血小板的聚集,达到预防血栓的目的。

3. 他汀类药物是降血脂药,血脂达标后可停用:他汀类药不仅降血脂,也能抗动脉粥样硬化、稳定动脉斑块,需要长期服用,随意停药会使粥样硬化斑块继续增长、斑块脱落或不稳定的斑块发生破裂,形成血栓引发脑卒中。因此,如果没有禁忌证应该坚持长期服用他汀类药物。

4. 高血压容易导致脑卒中,血压降得越低越好:高血压是脑卒中的重要危险因素,但绝非血压降得越低越好。正确方法是在医生指导下坚持服药,平稳降压,根据基础疾病将血压降到合适的目标值,避免大幅降压。老年人由于动脉粥样硬化,大多合并有脑血管狭窄,血压降得过低,会减少脑灌注、加重脑缺血,导致缺血性脑卒中。

5. 脑卒中治愈后不会复发：所谓脑卒中治愈是指临床症状消失,如果没有管控好脑卒中的危险因素,脑卒中容易复发。因此,必须要养成良好的生活方式,管控好可能的危险因素,积极治疗原发病,定期体检、复查,做好健康管理才能有效预防脑卒中的复发。

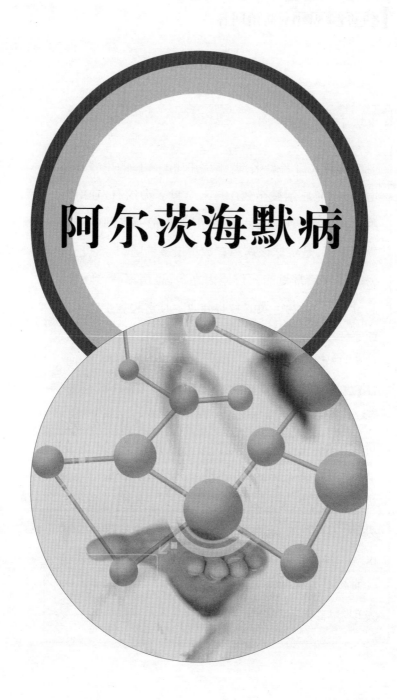

阿尔茨海默病

随着人口老龄化，老年认知功能障碍的患者逐渐增多，研究显示截至2019年，全世界大约有4000万阿尔茨海默病患者，我国有超过1000万名阿尔茨海默病患者，是全球该病患者数量最多的国家。它已成为老年人最常见的死亡原因之一，患病率高、致残率高，严重危害老年人的身心健康。其常起病于老年期或老年前期，多缓慢起病，病程呈进行性发展，主要表现为认知功能损害（如，记忆、注意、语言、执行、推理、计算和定向力等障碍），常伴有精神行为和人格异常，导致日常生活能力下降，甚至失能，可由神经系统退行性疾病、心脑血管疾病、营养代谢疾病（如，糖尿病）、肿瘤、感染、外伤等多种原因导致。按病因可分为阿尔茨海默病痴呆（AD）、帕金森病痴呆、血管性痴呆等，其中阿尔茨海默病痴呆约占所有痴呆类型的60%。虽然目前尚无办法治愈痴呆，但能通过各种方式延缓其发展速度，减轻其发病症状，因此早预防、早发现、早诊断显得尤为重要。

一、什么是认知功能障碍?

认知是指大脑接收处理外界信息从而能动地认识世界的过程,认知障碍是指记忆、注意、语言、执行、推理、计算、视空间和定向力等多领域中的一项或多项功能受损,导致患者社会功能和生活质量不同程度下降,严重时甚至导致患者死亡。认知功能障碍在临床中主要区分为轻度认知功能障碍和痴呆两大类。

二、什么是痴呆?
哪些疾病可以导致痴呆?

痴呆是一种以认知功能损害为核心症状的获得性智能障碍综合征,伴有日常生活能力或社会职业功能障碍,甚至出现精神行为和人格异常。

导致痴呆的病因较复杂,原发神经系统疾病、神经系统以外疾病及同时累及神经系统和其他脏器的疾病都可能导致痴呆,其病因可以分为以下三大类:

1. 神经变性痴呆(如阿尔茨海默病)、血管性痴呆及脑肿瘤、外伤、感染、积水等脑部病变所致的痴呆;

2.系统性疾病所致的痴呆(如甲状腺功能低下、维生素缺乏等)和中毒性痴呆(如酒精、药物中毒等);

3.包括艾滋病、梅毒、肝豆状核变性导致的痴呆。

三、什么是老年期痴呆?

随着人口老龄化加速,痴呆是老年期常见的疾病,按照国际上习惯将发病年龄是否超过65岁区分为老年前期痴呆和老年期痴呆。老年期痴呆以认知障碍为核心,伴有精神行为症状,导致日常生活能力的下降。按病因可分为阿尔茨海默病(AD)、血管性痴呆、帕金森病痴呆等,其中AD最常见。

四、什么是阿尔茨海默病?

阿尔茨海默病(AD)是痴呆最常见的类型,是一种呈进行性发展的神经退行性疾病,起病隐匿,患者主要表现为认知障碍、精神行为异常和社会生活功能减退,表现为智能、记忆、感觉、定向、推理和判断能力进行性不可逆性的退化,早期表现为记忆障碍,特别是近记忆遗忘,以后逐渐出现失语、失用、失认、失算,判断力和概括力下降直至智能严重衰退、运动障碍。一般在65岁以前发病为早发型,65岁以后发病为晚发型,有家族发病倾向被称为家族性阿尔茨海默病,无家族发病倾向被称为散发性阿尔茨海默病。

五、阿尔茨海默病的常见危险因素有哪些?

阿尔茨海默病的发病是多种因素共同作用造成的,易患因素主要分为不可控因素和可控因素。

1. 不可控因素

(1)年龄:在所有易患因素中年龄因素的影响居首位,痴呆的发病率和患病率随着年龄增加而升高,绝大部分阿尔茨海默病都发生在65岁以后,60岁以上的人群中年龄每增加10岁,则患该病的风险增高1倍。

(2)性别:研究显示女性患阿尔茨海默病的患病率是男性的2倍,其原因可能与女性的平均寿命较男性更长,年龄越大则患病率越高有关。

(3)遗传:阿尔茨海默病具有家族聚集性,遗传是其比较肯定的危险因素,目前其明确的遗传基因有:21号染色体的淀粉样蛋白前体基因(患病率100%)、14号染色体的早老素-1基因(患病率100%)、1号染色体的早老素-2基因(患病率95%)、载脂蛋白E基因(据其不同的等位基因,患病率在10%~60%之间)。

2. 可控因素

(1)吸烟饮酒:多项研究证实吸烟是阿尔茨海默病的诱发因素之一,与不吸烟人群相比,吸烟人群患阿尔茨海默病的发病率高2~3倍。长期大量饮酒可产生慢性酒精中毒,使脑细胞过早退化死亡,使阿尔茨海默病诱发风险提升3倍。此外,大量饮酒还可以诱发酒精性痴呆。

(2)饮食:饱和脂肪酸和红肉的过多摄入增加阿尔茨海默病的患病率。饮食中适当增加不饱和脂肪酸(如橄榄油)、鱼类、新鲜蔬果、适量红酒、维生素和叶酸的摄入可降低阿尔茨海默病的发病风险。

(3)教育程度:研究显示教育程度与阿尔茨海默病有关,低教育程度是其危险因素,研究发现教育程度越低其发病率越高。

(4)运动和思考:研究显示长期、规律、适当的体育锻炼可以降低阿尔茨海默病的风险,可能的原理与运动是心脑血管疾病的保护因素以及运动具有神经营养效应有关。对于任何年龄层次的人群来说,进行脑力思考活动(如读书、看报、下棋、玩扑克、打麻将等)、从事复杂性工作(社交、园艺、演奏乐器、手工艺等)均能对痴呆具有保护作用。

(5)血管性因素:各种血管性因素(如脑梗死、脑出血、脑动脉硬化、冠心病、高血压病、低血压、糖尿病、高脂血症、高胰岛素血症等)均能促进脑组织的变性改变、认知损害和痴呆的发生,都是阿尔茨海默病的不利因素。

(6)头部外伤:头部外伤是阿尔茨海默病的致病和危险因素,且对阿尔茨海默病的作用与外伤的严重程度相关。

(7)肥胖或超重:阿尔茨海默病的发病风险随着肥胖程度增加而升高,但老年期体重减轻阿尔茨海默病的发病风险反而增加,其原因暂不明晰。

(8)社会与心理:多种心理社会因素与阿尔茨海默病的发病相关,如紧张、焦虑、抑郁等负性生活事件易导致情绪紧张、焦虑和血管的收缩改变,造成心血管和其他躯体疾病,促使阿尔茨海默病的发生。

六、阿尔茨海默病有哪些临床表现？

阿尔茨海默病起病隐匿，呈进行性发展，从发病至死亡平均病程8～10年，部分病程可持续15年或以上。其临床表现主要分为"ABC"三类，即生活功能改变（A）、精神和行为症状（B）及认知损害（C）。

1. 生活功能改变：主要指个人生活能力和工作能力受损，随着记忆力下降，患者会出现工作能力和效率下降。随着疾病的进展，工作能力和个人生活能力的损害更加突出，甚至个人卫生、吃饭、穿衣和洗漱等各个方面都完全需要由他人照顾。

2. 精神和行为症状：主要指精神和行为的改变，早期患者可出现对周围环境兴趣减少、主动性缺乏、活动减少、孤独、自私、对周围人较为冷淡、漠不关心，情绪不稳、易激惹。后期可出现幻觉、妄想（多以被偷窃和嫉妒为主）、睡眠节律紊乱、昼夜颠倒；也可表现为本能活动亢进，如性脱抑制、过度进食；有时可出现激越甚至攻击行为。

3. 认知损害：近记忆障碍常是其首发症状，常伴有时间定向障碍，随后会累及几乎所有的认知领域，包括计算、视空间、执行功能、理解概括等,也会出现失语、失认、失用等。

根据疾病进展和认知功能缺损的严重程度,阿尔茨海默病分为轻、中、重度。

1. 轻度:近记忆障碍常为首发症状,常忘记事、丢失物品;学习新事物困难。记不清具体年月日,有时间定向障碍;计算能力减退,不能完成简单的计算。思维迟缓、思考问题困难。尚能完成熟悉的日常事物,个人生活基本能自理。

2. 中度:患者到此阶段已不能独立生活。记忆障碍日益严重,丢三落四,刚发生的事情也遗忘。记不住自己的家庭住址和亲友的姓名,自己的名字尚能记住。远记忆力受损,自己以前的事情不能回忆。不仅有时间定向障碍,还出现地点定向障碍,容易迷路。出现说话无序、命名困难等言语功能障碍。伴有失认(不能认识亲人、朋友)、失用(不能正确用手势表达,不能工作,难以完成家务,日常生活难以自理)。患者的精神和行为也异常,情绪波动、出现幻觉、睡眠障碍、行为紊乱;也可表现本能活动亢进,甚至出现攻击行为。

3. 重度:记忆力、思维及其他认知功能都受损。忘记自己的姓名、年龄,不认识亲人。语言退化、最终丧失语言功能。患者活动减少,逐渐丧失行动能力,终日卧床、大小便失禁。病程进行性发展,最后发展为严重痴呆,常因骨折、压疮、肺炎、营养不良等继发躯体疾病或衰竭而死亡。

七、老年人如何判断自己日常生活能力状况?

日常能力减退是痴呆的核心症状之一,是诊断痴呆的必需条件,日常能力评估能够帮助明确痴呆诊断,临床上常采用日常生活活动能力量表(ADL)及工具性日常生活活动能力量表(IADL)、社会功能问卷(FAQ)对患者进行评估。中老年朋友可通过ADL和IADL量表进行自我评估,了解自己的日常生活能力,详见下表。

日常生活活动能力量表(ADL)

项目	独立	需部分帮助	需极大帮助	完全依赖他人
进餐	10	5	0	
洗澡	5	0		

项目	独立	需部分帮助	需极大帮助	完全依赖他人
修饰(洗脸、刷牙、刮脸、梳头)	5	0		
穿衣(系鞋带、纽扣)	10	5	0	
控制大便	10	5(每周<1次失禁)	0(失禁)	
控制小便	10	5(每24 h<1次失禁)	0(失禁)	
用厕(擦净、整理衣裤、冲水)	10	5	0	
床椅转移	15	10	5	0
平地走45米	15	10	5	0
上下楼梯	10	5	0	
总分				

评定标准:①100分:独立;②75~95分:轻度依赖;

③50～70分:中度依赖;④25～45分:重度依赖;⑤0～20分:完全依赖。

工具性日常生活活动能力量表(IADL)

上街购物: 3分:独立完成所有购物需求 2分:独立购买日常生活用品 1分:每次购物都需要人陪 0分:完全不会上街购物	勾选1分或 0 分者,列为失 能 项目
外出活动: 4分:可自己开车、骑车 3分:能自己搭乘公共交通 2分:能自己搭乘出租车但不会搭乘公共交通 1分:当有人陪同可搭出租车或公共交通 0分:完全不能出门	勾选1分或 0 分者,列为失 能 项目
食物烹调: 3分:能独立计划、烹煮和摆设一顿适当的饭菜 2分:如果已准备好一切佐料,会做一顿适当的饭菜 1分:会将已做好的饭菜加热 0分:需要别人把饭菜煮好、摆好	勾选0分者,列为失 能 项目

家务维持: 4分:能做较繁重的家事或需偶尔家事协助(如搬动沙发、擦地板、洗窗帘) 3分:能做较简单的家事,如洗碗、铺床、叠被 2分:能做家事,但不能达到可被接受的整洁程度 1分:所有的家事都需要别人协助 0分:完全不会做家事	勾选1分或 0 分者,列为失能项目
洗衣服: 2分:自己清洗所有衣物 1分:只清洗小件衣物 0分:完全依赖他人	勾选0分者,列为失能项目
使用电话的能力 3分:独立使用电话,含查电话簿、拨号等 2分:仅可拨熟悉的电话号码 1分:仅会接电话,不会拨电话 0分:完全不会使用电话	勾选1分或 0 分者,列为失能项目
服用药物: 3分:能自己负责在正确的时间用正确的药物 2分:需要提醒或少许协助 1分:如果事先准备好服用的药物分量,可自行服用 0分:不能自己服用药物	勾选1分或 0 分者,列为失能项目
处理财物能力: 2分:可以独立处理财物 1分:可以处理日常的购买,但需要别人协助与银行往来或大宗买卖 0分:不能处理钱财	勾选1分或 0 分者,列为失能项目

注：上街购物、外出活动、食物烹调、家务维持、洗衣服等5项中有3项以上需要协助者即为轻度失能。

八、怎么确定自己是否患阿尔茨海默病？

中老年朋友如果怀疑自己患有阿尔茨海默病，可通过以下的方式进行初步筛查。

由于阿尔茨海默病的确诊需要排除中老年人群易患的其他常见疾病，如神经、精神类疾病。因此首先应到神经内科专科就诊，进行全面的体格检查、神经专科检查及认知测评。

认知测评包括认知功能筛查，国内常用的是简易精神状态评价量表（MMSE），对识别正常老人和痴呆有较好的价值。此外还有生活能力、痴呆严重程度、认知维度、语言能力、记忆力或注意力、视觉空间能力以及执行能力的评估。我们现在将MMSE附表如下，可便于您和您的家人初步了解。

简易精神状态评价量表(MMSE)

项目			积分			
定向力 (10分)	1. 今年是哪一年?					1	0
	现在是什么季节?					1	0
	现在是几月份?					1	0
	今天是几号?					1	0
	今天是星期几?					1	0
	2. 你住在哪个省?					1	0
	你住在哪个县?					1	0
	你住在哪个乡(街道)?					1	0
	你现在在哪里?					1	0
	你现在在几楼?					1	0
记忆力 (3分)	3. 告诉你三种东西,我说完后,请您重复一遍并记住,我待会还会问你(各1分,共3分)			3	2	1	0
计算力 (5分)	4. 100-7=? 连续-7减5次(93、86、79、72、65。每次各1分,共5分。错1次扣1分)	5	4	3	2	1	0
回忆能力(3分)	5. 现在请你说出刚才我告诉你让你记住的那三种东西。			3	2	1	0
语言能力(9分)	6. 命名能力:出示手表,问这是什么东西?					1	
	出示钢笔,问这是什么东西?					1	
	7. 复述能力:我现在说一句话,说完请清楚地重复一遍("四十四只石狮子")					1	0

续表

	项目	积分				
	8. 阅读能力:请你念这句话,并按上面的意思去做(闭上你的眼睛)				1	0
语言能力(9分)	9. 三步命令:我给您一张纸请您按我说的去做:用右手拿着这张纸,用两只手将它对折,再放到您的左腿上。(每个动作1分,共3分)		3	2	1	0
	10. 书写能力:要求受试者自己写一句完整句子。				1	0
	11. 结构能力:(出示图案)请您照上面图案画下来。				1	0

MMSE结果分析:总分30分,正常与不正常的分界值与受教育程度有关:文盲(未受教育组)17分;小学(受教育年限≤6年)组20分;中学或以上(受教育年限>6年)组24分。分界值以下为有认知功能障碍,以上为正常。

除了上述测评和检查外,还需要在医生的指导下进行实验室检查(如肝肾功能、甲状腺功能、同型半胱氨酸、叶酸等)、脑电图、脑部影像学检查(如磁共振,了解海马和脑血管情况),甚至脑脊液(β淀粉样蛋白、Tau蛋白水平）和相关基因检测，在排除其他可能疾病后方可确诊阿尔茨海默病。

九、阿尔茨海默病的治疗原则有哪些？

阿尔茨海默病目前尚缺乏肯定有效的治疗手段，研究显示有效的药物应该在其病理改变之前，因此，应尽早诊断，及时治疗。虽然目前阿尔茨海默病的治疗药物不能逆转病情，但能延缓进展，应尽可能坚持长期治疗、终身管理。药物治疗中抗痴呆治疗是基本，针对其伴发的精神行为症状，首选非药物干预，必要时可使用精神药物，但应定期评估疗效和副作用，避免长期使用。在对患者进行的终身管理中还应加强对照料者的健康教育、心理支持及帮助，以改善阿尔茨海默病患者的生活质量。

十、确诊阿尔茨海默病后应该如何进行药物治疗？

阿尔茨海默病目前尚不能治愈，因此其治疗主要以改善症状、延缓病程进展速度为目的。

由于阿尔茨海默病的症状主要集中在认知、情感、精

神方面,故其药物治疗方式主要有如下两类:

1. 改善认知类药物

阿尔茨海默病最先损伤的是胆碱能系统,主要影响患者的认知功能,目前改善认知类药物分为如下两种:

(1)胆碱酯酶抑制剂:可改善患者的认知功能,减轻淡漠、焦虑、幻觉、妄想及行为紊乱伴发的精神症状。

①多奈哌齐:是阿尔茨海默病最经典的药物。其作用机制是通过抑制乙酰胆碱酯酶提高神经元突触间隙的乙酰胆碱浓度,用于轻中度阿尔茨海默病患者。该药可能出现的副作用有腹泻、腹胀、恶心、呕吐、睡眠质量受损以及心动过缓,应在医师指导下使用,定期复查心电图。

②卡巴拉汀:主要用于轻中度阿尔茨海默病患者,其作用机制是同时抑制乙酰胆碱酯酶和丁酰胆碱酯酶。其不良反应主要集中在消化、精神、心血管及泌尿系统,大剂量使用时不良反应增加,患有严重心律失常、帕金森病、糖尿病、胃肠道或泌尿系疾病等共病的患者需在医师指导下谨慎服用。目前卡巴拉汀的透皮贴剂已经上市,使该药物使用更加方便。

(2)谷氨酸受体拮抗剂:

美金刚:主要作用于脑内的谷氨酸-谷氨酰胺系统,

主要用于改善中重度阿尔茨海默病患者的临床症状,伴有肾功能损害的患者应在医师指导下酌情减量。对于中度或中重度的阿尔茨海默病患者,可联合美金刚与一种胆碱酯酶抑制剂治疗,可显著改善患者的认知、日常生活能力、全面能力及精神行为症状。

2. 改善精神行为异常的药物

(1)抗精神病药:代表药物有奥氮平、利培酮、喹硫平等。抗精神病类药主要在患者出现严重的幻觉、妄想障碍和暴躁易激惹的情况下使用。应从小剂量、单药开始使用,根据治疗反应、不良反应及症状控制情况缓慢调整剂量,边用药边观察,全程用药均需在专科医师指导下进行。

(2)抗抑郁药:代表药物为舍曲林、西酞普兰、曲唑酮、米氮平等。主要用于患者的焦虑、抑郁或轻度激惹症状的治疗。年龄>85岁的老年人用量应减半。

(3)心境稳定剂:代表药物为丙戊酸钠。其主要用于患者躁狂、冲动、易激怒症状的控制。

阿尔茨海默病患者常伴有冠心病、高血压、糖尿病、脑梗死等多种合并症,在疾病进程中常会出现骨折、压疮、肺部感染、营养不良等各种并发症,这些合并症、并发症均会影响阿尔茨海默病的发展和进程,因此,阿尔茨海默病患者除了进行改善认知和精神行为的治疗外,还要有效控制各种危险因素(如抗高血压、抗血小板、控制血糖、调节血脂等),积极治疗各类合并症和并发症(如抗感染、营养支持等)。疾病早期阶段,每年应进行抗流感的免疫接种、口腔护理、听力和视力维护,对于轻中度痴呆患者可以给予认知刺激和康复训练,疾病晚期要重视加强营养支持和皮肤护理。同时要改善患者的社会生活环境,教育和指导看护者掌握相关的护理及康复方法,提高患者的生存质量。

十一、除了药物治疗外,阿尔茨海默病还有哪些非药物治疗方式?

阿尔茨海默病的总体治疗原则应遵循“早期、规范、全面、联合”。

1. 认知干预

认知干预主要包括三方面的内容——认知康复、认知训练以及认知刺激。

(1)认知康复:是通过教导技巧、使用器材及环境的配合进行记忆训练等活动来阻止患者认知障碍的进行性下降,识别并解决患者个人的需求,进而提高患者的日常生活能力,减轻家庭及社会对患者的照护负担。

(2)认知训练:主要是针对六大认知能力来训练,从而帮助患者的认知障碍得到恢复。六大认知能力是指:注意力、感知觉、记忆力、思维力、情绪能力、认知灵活性。认知训练根据患者的自身状态和心理特征,把心理学理论进行游戏化设计,从而形成的一系列完整的训练系统,这同时也是对患者进行照护的方式之一。

(3)认知刺激:是指患者身处社会性环境之中,以小组为单位开展的一系列有趣的社会活动,意在刺激患者的思维、注意力以及记忆力,进而改善患者的认知功能和社会功能,使患者融入这一综合心理社会。

2. 精神行为异常的非药物治疗

实际上,阿尔茨海默病患者出现精神行为异常时首选的治疗方式是非药物治疗,非药物治疗的原则是以人为本。具体的治疗方法可以细分为3类。

(1)针对患者本人的方法:回忆治疗(如谈论既往的经历)、认可治疗(解决过往的冲突)、模拟存在治疗(通过使用家人朋友录制的声音来进行)、芳香治疗(使用舒缓的芳香精油等)、音乐治疗以及日光治疗等。

(2)针对患者的陪护者的方法:主要是根据患者本人的兴趣、自身体力、认知情况,制定个体化的非药物治疗策略,使陪护者参与其中,对陪护者进行培训和支持,其目的在于减轻陪护者的照护压力、减少阿尔茨海默病患者精神行为异常的发生。

(3)针对患者所处环境的方法:避免使患者接触环境中容易诱发其精神行为异常发生的因素,如声音嘈杂、拥挤、剧烈的摇晃、刺激性气味等,或者是避免患者长期独处,缺乏与周围沟通、交流、互动,并尽量使患者避开有安全隐患的物品等。

3. 日常生活能力的训练

主要目的是延缓患者自理能力的丢失,提高其生活质量并减轻家庭照护者的负担。同样,日常生活能力的训练也需要以人为本,制定符合患者具体条件的个性化训练方案。同时需具备以下要求:①尽可能地保留患者本来的兴趣爱好、技术能力;②训练方式应简单明了,易于进行;③训练环境和训练设备应符合患者个性化需求;④患者的陪护者应协同帮助患者参与训练。

4. 运动治疗

运动治疗能够提高阿尔茨海默病患者的神经可塑性,改善患者的认知障碍等相关症候群,延缓疾病的进一步发展。其内容形式多样,常见推荐的运动有太极拳、慢跑、舞蹈、体操等。

5. 物理治疗

主要包括经颅磁刺激、经颅直流电刺激、经颅交流电刺激、电休克、光生物调节等治疗方式。旨在改善患者精神行为异常,重复、高频的经颅磁刺激对改善患者的认知功能有所帮助。

6. 其他治疗

人工智能、游戏工具、远程医疗、虚拟现实等多模式的生活方式干预能改善阿尔茨海默病患者的症状及预后,改善生活质量。中医中药也对患者的临床症状有改善和调节作用。

7. 照料者支持

加强对照料者的管理和支持,有助于减轻照料者负担,提高患者照料质量,改善阿尔茨海默病患者的预后。

十二、阿尔茨海默病患者常合并抑郁症，两者之间有何关系？

临床发现，阿尔茨海默病患者常合并抑郁症，但常未被及时识别和治疗，阿尔茨海默病与抑郁症关系十分密切。

1. 抑郁是阿尔茨海默病的危险因素，早年有抑郁症的患者可通过各种生理及社会心理机制增加患阿尔茨海默病的风险。

2. 抑郁可能是阿尔茨海默病的一种前驱期表现，患者早年表现为抑郁，数年后可能逐渐出现阿尔茨海默病的认知损害症状，但目前这一说法还未被完全证实。

3. 阿尔茨海默病可损伤负责情绪调控的脑区，进而导致抑郁，同时，抑郁症也会加速阿尔茨海默病的进展，两者互相促进。

十三、阿尔茨海默病患者认知功能康复具体方法有哪些？

认知功能康复是以保持或提高患者日常生活能力以

及社会功能为目的,通过多模态认知干预方法提高患者生活质量、自我效能认同感的综合性康复方式。

1. 复合性注意力训练

①斯特鲁普色词测验:首先准备好一组以不同颜色写好的"颜色名称"名词(如用红色笔写"蓝色"字样)的卡片,让被测试者克服题卡所书字体颜色的干扰正确快速地读出卡片上的"颜色名称"名词。或者让被测试者克服"颜色名称",正确快速地读出所书字体实际的颜色。②同时性双任务:如同时进行词汇阅读和字体形态判别等。③双耳分听任务。④数字顺背和数字倒背。⑤阅读、手工、棋牌、填色、拼图等。

2. 执行功能训练

请患者快速枚举出水果、动物、颜色等不同类别的词汇,快速地进行词汇分类和提取训练。请患者将动物、植物、食物等物品的卡片进行归纳分类,如按物品的颜色、形状、用途或者相关性等因素进行分类训练。再者,还可以让患者进行手部动作的训练:双手分别做不同的动作,如伸展、握拳、拍打等,然后再快速进行两手的动作轮换交替。

3. 记忆训练

记忆训练大体来说分为三种，即瞬时记忆（别称感觉登记）、短时记忆和长时记忆训练。瞬时记忆训练的重点在于患者的注意力广度；短时记忆训练包括视觉、听觉以及线索逻辑记忆等的训练；长时记忆训练是通过让患者回忆最近有过来往的亲朋好友的名称、叙述看过的影视剧内容、默写唐诗宋词等方式来进行。除了按时间长度来记忆之外，记忆还可以划分为形象记忆（人物、物品等形象）、情绪记忆（具有明显情绪波动的人生重要时刻）、自动体记忆（回忆既往事件的时间、地点、人物、情节等）、语义记忆（类似于名词解释）、动作记忆、感觉记忆等。

4. 语言训练

语言训练可分为语言表达训练和语言理解训练。阿尔茨海默病患者会有不同程度的语言功能受损。我们可以根据其语言功能受损程度制定不同的语言训练方式，受损程度由轻到重可以分别给予改善语言功能训练、恢复残存语言功能训练、利用残存语言功能及代偿性（手势、交流沟通板等）训练。随着语言功能受损程度变化情况需及时更改语言训练的重点和方法。

5. 知觉性运动训练

知觉性运动训练主要目的在于通过各种方式的学习、训练使患者对人、物、声音、形状、颜色、气味等进行辨认。其主要方法包括独自摆放拼图或积木,或者对拼图进行临摹;描述两个未在同一位置的物品之间的位置关系;观看色卡或照片对颜色进行识别、分辨;进行声音–图形辨认或声音–词汇辨认;通过闭眼后触摸不同的物品来分辨具体物品名称等。

6. 社会认知训练

主要目的在于强化患者对不同情绪的感受和识别能力。其主要方法是通过患者阅读故事或观看影片片段然后让患者推测故事或影片主人公的精神状态、情绪或经历过什么事情。

十四、阿尔茨海默病患者如何进行运动功能的康复?

主要分为三个部分——运动疗法、体育锻炼以及失用症康复。

1. 运动疗法

运动疗法的主要目的是经由自行训练或借助器械训练，从而改善患者运动功能障碍情况。主要包括的内容有：被动训练、牵张活动、主动辅助运动、主动运动、肌力增强训练、关节活动度训练、平衡训练、步行训练等。

运动疗法中需要着重强调的是根据患者基础活动能力进行协调以及平衡功能训练：

(1)协调功能训练：

①嘱患者睁眼前进、后退以及横向步行五米或十米，记录其所需时间；然后嘱患者在闭眼状态下再次完成上述动作，并记录其所需时间。②将10个水瓶按每隔50厘米放置1个的顺序放置在地上呈一直线，然后嘱咐患者绕瓶步行。计算患者绕行完毕所需时间并记录被患者踢倒的瓶子个数。③记录患者在特定时间(如1分钟、5分钟、10分钟)内完成特定动作(如夹取乒乓球、堆积木、搓丸子等)的次数。

(2)平衡功能训练：

主要是在坐立位或站立位情况下，分别进行静态平衡训练、自主动态平衡训练和他人辅助动态平衡训练。尤其是对于阿尔茨海默病晚期的患者来说，其长期卧床发生坠积性肺炎、压疮和关节挛缩的风险极高,因此需对其进行及时的翻身和适当的肢体摆放,以及进行肢体每个关节的被动活动(轴向全范围活动,每一关节每天活动至少1~2次,每次活动3~5遍)。

2. 体育锻炼

体育锻炼的好处不言而喻,已有不少研究显示坚持3个月中等强度有氧运动的阿尔茨海默病患者,其认知功能得到改善。体育锻炼可延缓阿尔茨海默病和其他多种慢性疾病的并发症。阿尔茨海默病患者的体育锻炼应以有氧运动(强度较低且持续时间较久)为主,根据患者自身功能状态,可进行乒乓球、体操、门球、舞蹈、游泳、行走、太极、八段锦、骑功率自行车和站立床等。

3. 失用症康复

康复治疗师常选择患者日常生活中由一组分解动作组成的完整行为(如做饭、泡茶、穿戴衣物等)来进行训练。由于患者常常出现动作次序的混乱,因此治疗师常常会帮助患者一个动作一个动作地进行分解训练,同时还要对患者的下一个动作内容进行提示。

(1)运动性失用/意念性失用。运动性失用是指患者脑子里能明白应该和怎么干某件事情,身体也有完成某件事情的能力,但是就是不能采取行动进行完成。主要是一些精细的动作做不了。意念性失用是指患者脑子里对某件事情没有概念,不能按他人的指示主动去做某事,但可在不自觉间完成这件事情。这些情况出现时康复师常常会给患者大量的暗示或者提醒,甚至手把手地教患者去完成。待情况有所改善后,再逐步减少这些提醒,并逐渐地提高事情的难度。

(2)穿衣失用。穿衣失用即患者不能自行分辨衣服的里外、前后甚至是上下。治疗时仍是通过暗示、提醒的方式,有时甚至需要治疗师用语言提示患者每一个步骤或手把手地教。我们可以通过在衣服的上下左右贴上明显的标记以及结构失用的相关训练帮助患者康复。

(3)步行失用。步行失用则是指患者可以在步行过程中自行越过障碍物、能上下楼梯,但是却难以启动迈步,而且迈步后难以调整方向进行转弯。较特殊的是患者虽然迈步困难,但可自动越过障碍,越过障碍后即可自行启动迈步。因此对于这一类的失用,我们可以给患者准备一根"L"形的拐杖,当步行失用出现时,患者将拐杖横在跟前,从而通过越过拐杖启动步行。此外,我们还可以在患者启动步行后通过喊口令或让患者加大手臂摆动从而进一步改善步行失用。

十五、还有哪些帮助阿尔茨海默病患者综合康复 的方法?

1. 音乐疗法

音乐疗法可综合性地提高阿尔茨海默病患者的认知功能、增强其社会参与性、维持行为以及情绪稳定等。音乐疗法分为被动聆听和主动参与(即患者主动参与歌曲的奏乐、演唱等),无论采取哪种方式,我们都应该根据患者本人的喜好、性格等个性化特征制定专门的音乐治疗方案,从而达到最好的治疗效果。

2. 怀旧疗法

在阿尔茨海默病的大部分病程当中,患者的多年前或年轻时的记忆仍保留在其脑海当中,因此患者有进行回忆过往的潜在能力。因此我们可以通过各种形式(如自我回想、与人交流、旧物展示以及小组分享等)帮助患者回忆既往的经历。我们可借助老照片、家庭熟悉的旧物、音乐、视频等辅助手段帮助患者对过去的活动、时间以及经历进行回忆。

3. 虚拟现实

随着电子科技的进步，VR技术已经可以通过模拟三维空间，提供视听觉、触觉、嗅觉甚至是位置觉等多种感官刺激从而形成逼近于现实的虚拟体验。我们可以将VR技术与阿尔茨海默病认知功能训练相结合，通过逼真的沉浸式、交互式体验，让患者完成标准化设计任务，进而综合性地缓解其认知、精神、运动等多方面功能障碍。

4. 神经调控技术

该技术主要针对患者认知功能障碍的恢复。主要囊括了重复性经颅磁刺激、径路直流电刺激、深部脑刺激以及神经反馈。主要机制是通过诱导即时的突触功效从而增加大脑皮质的兴奋性，改变患者的神经可塑性。但目前该技术在痴呆患者治疗中的应用尚不成熟，需要进一步临床随访观察的数据进行支持。

十六、哪些手段可以预防阿尔茨海默病?

阿尔茨海默病是进行性发展、难以逆转的终身疾病，因此，疾病预防的重要性尤为突出。

如前所述，阿尔茨海默病有多种易患因素。实际的临床实践中,我们发现肥胖症、糖尿病、心脑血管疾病、吸烟、饮酒等不利因素常常互相交织在同一患者身上。因此为预防出现阿尔茨海默病,病友们需要尽早、长期、合理地管控自己的血糖、血压、血脂、体重以及戒烟限酒、避开不良的生活习惯,适当地进行益智饮食,选择符合自身条件的运动方式并长期坚持(推荐每周至少150分钟的中高强度的有氧运动、耐力训练、太极拳),主动进行阅读、棋牌、手工、舞蹈、奏乐等智力休闲活动,主动参加社交活动(如生日聚会、集体团建等活动)。

益智饮食(也称MIND饮食)是地中海饮食和DASH饮食相结合的饮食方式。地中海饮食是指主要食用蔬果、鱼、谷类、豆类、橄榄油(不饱和脂肪酸)的饮食方式;DASH饮食是指以全谷类和蔬菜为饮食的主体,适当地进食瘦禽肉和鱼类,饭后不吃甜点,限制盐分的摄入。MIND饮食具体的方式是每日最少吃3份全谷物、1份沙拉、1份蔬菜、1杯红酒;零食以坚果类食物为主,隔天进食1次豆类食品;每周至少吃1次鱼,2次禽肉和浆果。研究显示,地中海饮食、DASH饮食及MIND饮食均有益于阿尔茨海默病发病率的降低,其中以MIND饮食获益最大。

十七、如果已确诊阿尔茨海默病,患者家属应该做好哪些准备?

1. 居家:如果患者是独居者,须落实确保患者的安全;如果患者没有能力独居,须有家人作为其照料者一起居住,或将患者送进具有照料居家生活服务的疗养院。

2. 制定受托人:患者在随着疾病进展出现决策能力丧失之前,应及时确定患者的受托人,受托人须通过沟通了解患者在不同情况下的选择,特别是在其濒临死亡时的决策——如无法呼吸时,是否愿意借助呼吸机生存;心室颤动时是否愿意进行电除颤等。这一系列沟通较为复杂,因此应尽早在患者尚有能力做决策的时候完成。

3. 财产:患者在疾病中晚期,大概率将无法独立管理自己的财产,患者的家人应适时地帮助患者对其财产进行得当的管理。

4. 驾驶:如果患者在患病期间仍在驾驶机动车,应及时询问专科医生停止驾驶的时机,但时机的选择因人而异。

十八、我们如何预防阿尔茨海默病患者的走失？

患有阿尔茨海默病的老人出现走失并不罕见，为减少这种不幸情况的发生，我们提前掌握预防患者走失的手段十分必要。

1. 锁上外门。如果患者能够打开那道门，可以额外安装一道患者无法打开的反锁。

2. 在患者所穿衣物中携带或随身佩戴身份证明(应包含患者本人的姓名，家庭住址，可联系人的电话、姓名或二维码等)。

3. 在家中安装能即时提示有人进出的系统。

4. 使用一些具有GPS技术的相关产品可帮助我们在患者离家的时候即时对其定位。

十九、我们该做些什么来方便阿尔茨海默病患者继续保持其日常活动？

1. 选择患者每天身体和精神状态最佳的时候安排就诊、休闲约会、运动社交等；

2. 推荐患者选择自己喜欢的或我们可以给予其帮助

的活动；

3. 在患者开始活动或形成之前预留额外的时间；

4. 在尽量保持日常习惯的同时，尽量避免让患者去陌生、嘈杂或拥挤的地方；

5. 与患者进行沟通交流时，可选择简单的词组、短语以及保持平和的语调，但不要使用"儿语叠字"，一句话最多只给出一个指令；

6. 避免给患者提供过多的选择，尽量给予最贴合其需求的2~3个选择。如早餐只给出2套搭配选择；

7. 患者的衣物、鞋子、配饰应选择容易穿脱的；

8. 不与患者进行过多的争论，因为这是无济于事的，我们可以尝试转移其注意力。

二十、阿尔茨海默病患者出现睡眠障碍时应怎么办？

阿尔茨海默病患者可能出现夜间无法入睡、入睡后睡眠难以维持、昼夜睡眠觉醒规律颠倒等睡眠障碍的情况，这时候我们可以做以下措施来帮助患者：

1. 尽量不让患者在白天睡觉；

2. 保证患者在白天得到充分的活动和日晒；

3. 晨起及白昼期间打开窗户，让阳光照进房间，光照不好时可打开室内灯；

4. 每天提醒和监督患者按时起床、就寝；

5. 夜晚保持患者卧室安静、黑暗、凉爽，营造良好的睡眠环境；

6. 门诊就诊，由医生决定是否予以改善睡眠的药物。

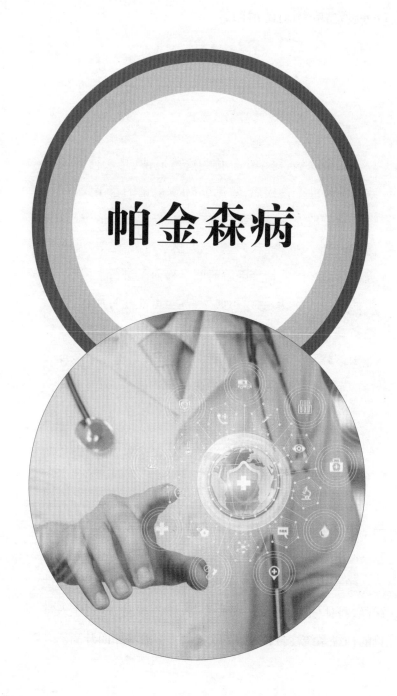

帕金森病

　　帕金森病，医学上又称为震颤麻痹，是一种神经系统的慢性变性疾病，常见于60岁以上的老年人群，患者常表现为活动迟缓、身体僵硬、静止性震颤、难以保持姿势平衡等症状，并影响大脑学习、记忆等功能，大部分患者的病情会随着时间推移而呈进行性发展。患病初期的症状轻微、不典型，甚至可能没有症状，但随着病情进展患者会逐渐出现工作能力和日常生活能力下降，甚至需要外界帮助才能照顾自己。帕金森病严重影响老年人的身体健康和生活质量，但很多基层医生、帕金森病患者及家属对帕金森病不太了解，因此，开展帕金森病相关知识的科学普及教育十分必要。

一、什么是帕金森病?

　　帕金森病也称震颤麻痹，其临床特征主要是静止性震颤、身体僵硬、活动迟缓和姿势、步态异常，是老年人常见的神经系统变性疾病，其患病率随年龄增加而升高。

二、帕金森病有哪些临床表现?

1. 静止性震颤：帕金森病常起病隐匿、缓慢发展。大部分患者最早期发病的症状是在不活动(即静止)的时候出现身体的震颤，震颤常从某一侧手部的拇指、食指和中指开始，震颤时手部出现类似于"搓丸子"或"数钱"的动作，症状在患者不活动或精神紧张时加重，而在主动活动或睡觉时可减轻。除了手部之外，震颤还可能累及双下肢、唇舌及下颌等部位，但很少累及头部。

2. 肌肉强直：被动运动关节阻力呈一致性增高，屈肌和伸肌张力同时增高，被称为"铅管样强直"，部分患者描述其为"僵硬感"。患者在肌肉强直、震颤基础上，在肌肉阻力增高时可出现持续的活动停顿，就像机械齿轮的转动，又被称为"齿轮样强直"。帕金森病患者还可表现出"爪型手"(指间关节伸展而手掌指关节屈曲)、"驼背"以及行走时上肢摆动幅度较小等，这些均与肌强直相关。肌强直见于75%~90%的帕金森病患者。与震颤和运动徐缓一样，肌强直也常单侧起病，可影响身体的任何一部分，患者常感到身体僵硬及疼痛。

3. 运动迟缓：运动迟缓是帕金森病最常见的特征，约

80%的患者发病时存在运动迟缓。运动迟缓常表现为启动随意运动的能力下降,患者常形容为"无力""运动失调"和"疲劳"。运动迟缓是全身性的表现,病人的主动动作减少,运动迟缓、笨拙。开始常表现为手指灵活性下降、精细动作缓慢,患者难以完成日常生活中诸如扣纽扣、系鞋带、从钱袋里取硬币、双击鼠标等活动。后逐渐发展为全面性随意动作减少、迟钝,患者还可能难以从坐着的椅子或床面上站起来,或从车里走出来,患者还可表现为行走时下肢拖拽,步伐细碎以及走路不稳,写字较困难,字越写越小,亦称为"小写症"。患者面肌活动减少且缓慢,眨眼频次减少、双眼转动减少,说话语速减慢、语调减低,表情显得较为呆滞,又被称为"面具脸"。

4. 姿势步态异常:帕金森病人行走时姿势步态可表现为"小碎步"或"慌张步态",即步距缩短、步速越走越快,很难立即停下,躯干及四肢关节常呈弯曲姿态。

5. 其他功能障碍:可有植物神经功能紊乱现象,可出现嗅觉减退或睡眠障碍,肢体麻木、疼痛、乏力,胃肠道功能障碍,可出现便秘、多汗、脂溢性皮炎、流涎等,可出现性功能障碍、排尿障碍或体位性低血压。部分病人可表现为心境障碍,比如抑郁、焦虑、情感淡漠、缺乏意志等。

三、什么是特发性震颤？特发性震颤与帕金森病有什么区别？

特发性震颤即为原发性震颤、家族性震颤,主要表现为四肢或头、面部的不自主震颤,是一种良性运动障碍疾病,有家族遗传特点。与帕金森病相比,其特点主要表现为:

1. 绝大多数情况下,特发性震颤是唯一的症状,而帕金森病常同时伴有肢体僵硬、不灵活、动作表情变少等症状。

2. 特发性震颤除了表现在手部,还可以累及头部(而帕金森病常不会累及头部),且该震颤常在维持一个固定姿势的时候出现。如在坐位头部无外物依靠时,头部出现持续反复的摇头或点头动作,而平躺头部靠在枕头上时,震颤可消失。此外,特发性震颤的病人在静止时基本无异样表现,而可能在手持物品如夹菜、握杯时出现手抖,与帕金森病的静止性震颤有显著区别。

3. 在饮酒后部分特发性震颤患者抖动消失或明显减轻。

4. 帕金森病在老年人群多发,病情呈进行性发展,因此帕金森病患者一经确诊应立即开始积极治疗。而特发性震颤可见于部分年轻人，但大部分患者病情进展较慢，常常不影响生活，不需要药物治疗。两者的区别如下表所示：

帕金森病与特发性震颤的区别

区别	帕金森	特发性震颤
笔迹	写字小，逐渐递减	字体潦草粗大，笔画有节律
面部	两眼发直、眨眼少、面具脸、表情呆滞	正常表情
发声	声音单调、低平，语速慢、吞咽困难	震颤
步态	驼背、短促步态、肢体摆动、特征性屈曲姿势	姿势不稳、共济失调

四、常见的震颤有哪些类型？

震颤可分为以下几种类型。

1. 休息性震颤：在患者坐位或卧位、身体放松时出现，患者可以通过有意识地活动使震颤停止，最常见的原因是帕金森病、脑组织损伤、Wilson病。

2.动作性震颤:震颤在患者有意识进行身体活动时出现,最常见的原因是"生理性震颤",属于正常生理现象,程度很轻。引起动作性震颤程度加重可能的病因如,某些治疗抑郁或呼吸道疾病的药物,咖啡、香烟、酒精、兴奋剂、情绪激动、甲亢、发热等。动作性震颤可分为:

(1)运动性震颤:也称"意向性震颤",在患者进行某种意向性的身体活动时出现,如"夹菜、喝水、写字"等,当身体行动越接近目标时颤动越强。

(2)姿势性震颤:当患者尝试将身体保持在某种非静息的体位(如保持站立或保持双手臂高举等)时出现部分身体的颤动。

(3)等轴性震颤:震颤在患者正在用身体对某一静止的物体发力时出现,如双手推墙或握拳时。

3. 功能性震颤:该震颤同时具有上述两种震颤类型的特点,但常无明确的病因,常可因患者在做某事时分心而出现震颤程度减轻,但其他类型的震颤却常在分心时加重。

4. 特发性震颤:又称家族性震颤(因60%患者有家族遗传震颤史),震颤是患者唯一的症状,患者在尝试保持手臂伸直或有意识地活动手部(如书写、饮水、用手指触碰鼻尖等)时常会出现颤动,发生的确切原因暂不清楚。

五、帕金森病和阿尔茨海默病是同一种疾病吗?

帕金森病和阿尔茨海默病是老年人常见的两种不同疾病,帕金森病患者晚期时常伴随有痴呆症状,因此,人们常将两种疾病混淆。帕金森病是运动障碍性疾病,而阿尔茨海默病是精神类疾病,二者的主要区别如下:

1. 病因:两种疾病的原因虽然都是源于大脑,但帕金森病主要是因为大脑黑质退化使多巴胺的数量降低,而阿尔茨海默病则是因为大脑中颞叶部分出现萎缩导致痴呆的发生。阿尔茨海默病损害的是胆碱能神经元,而帕金森病损害的是多巴胺神经元。

2. 临床症状:阿尔茨海默病患者主要表现为忘记事、不记得路、情绪改变等,而帕金森病患者主要表现为思维行动缓慢、身体协调性差等。阿尔茨海默病患者只有到了疾病晚期、痴呆情况很严重的时候,才可能出现手抖、步态缓慢的症状。帕金森病患者常表现为动作和语言方面的迟钝,而阿尔茨海默病患者则表现为记忆、智力、定向能力及计算能力的欠缺。

3. 治疗方法：阿尔茨海默病的治疗没有特效药，药物只能用来控制病情，而帕金森病则相反，可以进行手术、药物的双重治疗。

六、帕金森病病人有哪些运动系统以外的表现？

绝大部分帕金森病患者都可表现出非运动症状，非运动症状可以划分为神经精神症状和非运动表现，归纳如下：

1. 认知功能障碍和痴呆：有近80%的帕金森病人群表现为认知障碍及痴呆。帕金森病的痴呆表现为精神运动性迟滞、记忆困难和人格改变。痴呆常发生在病程后期，常在运动症状出现后至少1年才发生。患者可能出现生活执行功能障碍（做决定或同时处理多任务时），记忆提取功能下降以及视觉空间觉异常。

2. 精神疾病与幻觉：研究发现帕金森病患者被安置到疗养院的最大危险因素是精神疾病而不是运动功能障碍。精神疾病见于20%～40%接受药物治疗的帕金森病患者，所有的抗帕金森病药物都可诱发精神疾病，尤其是多巴胺激动剂。停用抗帕金森病药物后，精神症状可能会持续,但一般会消失。

(1)幻觉:幻觉是指没有外在刺激的情况下视觉、听觉、触觉等方面出现的虚假感觉。幻视是最常见的精神疾病症状,幻听、幻嗅、幻触也可出现,但较少见,一般伴随幻视出现。随着时间推移,帕金森病患者幻觉的患病率和严重程度增加。

(2)妄想:妄想是偏离正常观念的病态思维,也是帕金森病精神疾病的一个突出特征,常见为妄想配偶不忠、有人偷盗、屋内有入侵,或旁人要阴谋加害等。

(3)心境障碍:抑郁、焦虑、情感淡漠是帕金森病患者最常见的心境障碍。其中抑郁最常见,患病率多达50%。抑郁症状的严重程度常为轻到中度,患者常表现出悲伤、快感缺失、对事物兴趣减少、睡眠障碍、食欲减退、注意力集中困难。少部分情况下,患者还可出现内疚、感到自我无价值。大约有30%的患者表现为焦虑,常与抑郁症状并存。帕金森病的焦虑以广泛性焦虑障碍(持续莫名地对很多事情过度焦虑)和社交恐惧症最为常见,有的也可以表现为情感淡漠和意志缺乏,表现为懒言少语。

3. 睡眠障碍:约55%~80%的帕金森病患者都存在睡眠障碍,表现为整夜频繁觉醒、晨间早醒、白天过度嗜睡等,甚至睡着了还会出现各种肢体运动、发出声音。约有40%的帕金森病患者需服用药物帮助睡眠。

4. 自主神经功能障碍:主要表现为直立性低血压(发生率58%)、吞咽困难、出汗障碍、排尿困难,上述表现可因使用抗帕金森病药物而加重或引发。直立性低血压主要表现为站立时血压骤降,继而出现头晕甚至昏倒。排尿困难方面,则包括了尿频、尿急和急迫性尿失禁。大概有25%的帕金森病患者伴随性功能障碍。

5. 嗅觉障碍:是帕金森病常见的早期出现的伴随症状,主要表现为气味识别、辨别和察觉功能的缺陷,但患者本人常常没有察觉到嗅觉缺失。

6. 疼痛:高达46%的帕金森病患者有疼痛症状。疼痛发生部位可为广泛性,也可局限在躯体的不同区域,包括面部、腹部、生殖器和关节等,疼痛可表现为刀刺痛、烧灼痛或麻刺痛。

七、有针对帕金森病的特异性检查吗?

没有针对帕金森病的特异性检查,医生通常可以根据患者的症状和颅脑影像学病变等来综合评估和判断患者是否患有帕金森病,有时医生会通过一些检查来排除患者的症状是否由其他原因所引起。

八、帕金森病的危险因素和保护因素有哪些?

帕金森病明确的危险因素有:杀虫剂、除草剂、遗传。此外,奶制品摄入过多、饮用井水、工作环境接触化学品、创伤性脑损伤史、维生素D水平低、饮食中铁的摄入量大等可能也是其危险因素。

研究认为吸烟对抑制帕金森病有一定的作用,众所周知吸烟有许多危害性,不能因对帕金森病的"抑制因素"而被推荐。研究发现与不患帕金森病的人群相比,患帕金森病的人群戒烟成功的概率更大。此外,咖啡、咖啡因的摄入能降低帕金森病的患病风险,布洛芬和他汀类药物也能降低帕金森病的风险。

九、帕金森病该如何预防?

帕金森病有诸多危害,我们该如何预防呢? 遗憾的是目前没有确切能预防帕金森病的办法。帕金森病的病因较复杂,环境、遗传以及年龄因素相互交织并存,不同的病因可使发病途径、临床表现各不相同,因此,想从根源上预防和解决帕金森病不太容易。但仍存在一些对帕金森病具有抑制性的因素,如运动锻炼、咖啡因、防治动脉硬化症、避免与有毒的化工物质接触以及避免加重震颤的药物等。总之,帕金森病的预防需要多管齐下。

十、帕金森病患者饮食上需要注意些什么?

帕金森病患者常伴随有胃肠道功能减退、消化不良、便秘、胃肠道痉挛,其发生营养不良和体重减轻的风险较常人要高,饮食上需注意品类搭配、合理安排配比结构,及时发现和预防营养问题引起的骨量和肌肉丢失十分重要。

首先要多吃富含纤维素的新鲜蔬果、适当多饮水,避免摄入大量高脂饮食(其会减慢胃排空和影响药物吸收),适当增加富含酪氨酸食物(可增进脑内多巴胺生成)的摄入量,如瓜子、脱脂牛奶、芝麻等;其次是适当控制脂肪摄入量。蛋白质的摄入不宜过大,因为过量的蛋白质会竞争性抑制"左旋多巴"(帕金森病治疗药物)的治疗效果。因此日常饮食中只需提供必要的蛋白质供应量(每公斤体重每天摄入0.8~1.2 g蛋白)即可。

帕金森病患者如合并有吞咽功能障碍,需选择易咀嚼、吞咽的高营养和高纤维素,每口进食量宜少,细嚼慢咽,严防误吸。进食结束后适当饮水,帮助残存食物下咽。

十一、帕金森病、帕金森综合征和帕金森叠加综合征是一个意思吗?

人们常将帕金森病、帕金森综合征和帕金森叠加综合征认为是同一种疾病,其实不然。虽然三者的确存在许多共同的表现,但发病的原因各有区别,因此在治疗上也不尽相同。帕金森综合征、帕金森叠加综合征与帕金森病的临床表现类似,都可以表现为静止性震颤、肌肉僵硬强直、行动迟缓以及难以将姿势保持平衡等等。但与帕金森病的发病病因有区别,帕金森病的病因为原发或特发性,而帕金森综合征常常有明确的病因,常继发于病原体感染、创伤、中毒、脑血管疾病等,只是症状类似于帕金森病的表现,因此帕金森综合征的主要治疗目标是处理原发病因,如抗感染、抗动脉粥样硬化治疗等,而不在于帕金森病症状的对症处理,但帕金森病的治疗主要是补充缺乏的多巴胺能神经元。

帕金森叠加综合征虽然与帕金森病一样没有明确的病因,但它比帕金森病的脑部病变范围更加广泛,是多系统变性疾病,包含但不局限于纹状体黑质变性,还包括弥漫性Lewy体病变、皮质基底节病变、橄榄-桥-小脑萎缩等;而帕金森病则是局限在中脑黑质病变,引起多巴胺递质的减少。帕金森叠加综合征病情进展比帕金森病快,药物有效时间较短、起效时间慢,且随着疾病进展,帕金森叠加综合征患者的头颅磁共振的表现可有动态变化,而帕金森病患者的头颅磁共振则不会有太多变化。继发于帕金森叠加综合征的患者如果服用帕金森病的药物,则治疗效果相差甚远。

十二、帕金森病如何确诊?

帕金森病是不可逆的慢性疾病,研究发现,帕金森病患者自第一次出现非运动症状到符合典型的帕金森病诊断标准之间的时间可以长达20年之久。目前干预和延缓其发病前阶段为帕金森病研究的重点和难点。

帕金森病的发病过程可以分为三个阶段：①临床前期：病变仅局限于病理改变，患者自身没有任何不适，医生对其进行体格检查也没有任何发现；②前驱期：患者出现一些非运动症状或轻度的运动症状，尚不能达到帕金森病的诊断标准；③临床期：患者的临床症状已发展到非常典型，已符合帕金森病的诊断标准。

帕金森病的诊断标准是什么呢？首先一定要符合"运动迟缓"，其次必须符合"静止性震颤或肌强直"二者之一。符合以下4条支持标准中的2条且不符合任何排除标准，可明确诊断。

支持标准：①患者对多巴胺能药物的治疗效果佳；②左旋多巴可诱导患者的异动症；③四肢中至少有一侧肢体出现静止性震颤；④颅脑超声提示黑质异常高回声或心脏间碘苄显像提示心脏去交感支配或嗅觉减退。

排除标准：①多系统萎缩；②进行性核上性眼肌麻痹；③额颞叶痴呆；④皮质基底节变性。

十三、帕金森病该如何治疗？

首先帕金森病是不能治愈且需要终身治疗的。主要治疗目的是提高患者的生活质量、保持其生活自理能力。虽然帕金森病为非致死性疾病，但它会严重影响患者的日常生活质量。如果能抓住疾病早期的黄金时机开始治疗，绝大多数患者能做到病情控制稳定、生活基本自理。

帕金森病具体的治疗手段包括药物、手术、运动以及心理疏导等，以药物治疗为主，药物的品种较多，如，多巴胺制剂、多巴胺受体激动剂、单胺氧化酶β抑制剂、金刚烷胺、抗胆碱能药物、儿茶酚胺-氧位-甲基移位酶抑制剂，常用的药物如，左旋多巴、复方左旋多巴、吡贝地儿缓释片、普拉克索、罗匹尼罗、金刚烷胺、恩托卡朋、托卡朋等。药物治疗可能会产生一些不良反应，甚至引起严重的副作用，如恶心呕吐、食欲不振、失眠、血压升高、体位性低血压和不随意运动等，应立即就医。建议应在医生的指导下进行治疗，用药前应了解所用药物的风险和益处。询问医生以下问题可能有助于您决定是否以及如何治疗：

1. 您建议我使用哪些药物？

2. 它们的副作用是什么？

3. 药物有多大可能性可改善我的症状？

4. 如果我不使用这些药物会怎样？

大部分患者药物治疗效果均较满意，当晚期帕金森病患者出现药物、运动等治疗效果均差时，患者可行"脑深部电刺激"手术治疗改善患者的部分运动症状，但需要专科医生进行评估，术后患者仍需继续进行药物控制，可相应减少药物剂量。

十四、帕金森病药物治疗的原理是什么？

要弄清楚帕金森病药物的治疗原理就必须要先搞清楚帕金森病的发病机制，帕金森病是因患者脑内产生多巴胺的神经细胞数减少，引起脑内相应的多巴胺量缺乏，影响脑内神经细胞间信号传递，引起运动迟缓、肌僵直、静止性震颤、姿势平衡障碍等运动症状表现的神经系统变性性疾病。因此，帕金森病的治疗药物主要是通过各种方法增加体内的多巴胺的量或作用，如补充多巴胺、增加多巴胺受体的激活、降低多巴胺的分解等等。

帕金森病治疗药物能帮助控制或改善该病的某些症

状,如活动身体困难、僵硬和震颤。医生会根据患者的症状、年龄和活动程度使用不同的药物来治疗帕金森病。何时采用何种药物治疗、用药中出现哪些副作用等问题,应及时与专科医生充分沟通。

十五、治疗帕金森病的药物有哪些? 使用时需要注意什么?

1. 左旋多巴

左旋多巴对活动身体困难的患者有帮助,能改善僵硬和震颤,对大多数患者效果最佳,常作为治疗的首选药物。如,多巴丝肼、卡比多巴-左旋多巴等。

左旋多巴的常见副作用有恶心、头痛、头晕和困倦感,一般程度较轻。高龄患者可能出现妄想等精神类副作用,一般较为少见,因此,一般从最低剂量、最佳时间开始治疗。如果治疗中出现了相应的副作用,建议及时与医生沟通,进行药物剂量调整或更换:

(1)帕金森病患者初次使用左旋多巴时,效果通常很好,但使用数年后,很多人会出现"运动波动"和"异动症"。

（2）服用左旋多巴出现的"运动波动"常会毫无预示地发生，使帕金森病症状明显恶化。如，患者可能会突然发现自己难以活动或走路。

（3）"异动症"是指患者无法控制的各种异常运动，会影响身体的不同部分，通常表现为抽动或扭动。有时它们更像痉挛，会导致足部或颈部旋转和牵拉。

2. 多巴胺激动剂

多巴胺激动剂主要包括罗匹尼罗、普拉克索、罗替戈汀、溴隐亭以及阿扑吗啡等，效果与左旋多巴相当，它们的副作用有恶心、感觉疲劳、妄想，还可能会引起腿肿。常与左旋多巴联合用药用于晚期或重度帕金森病患者的治疗。

3. 其他药物

其他治疗药物包括单胺氧化酶B型（MAOB）抑制剂、儿茶酚-O-甲基转移酶（COMT）抑制剂、抗胆碱能药和金刚烷胺。与左旋多巴和多巴胺激动剂相比，这些药物不太常用。

（1）MAOB抑制剂：主要以司来吉兰、雷沙吉兰和沙芬酰胺等为代表药物，是长效药物，能帮助减轻症状，副作用包括恶心、头痛、意识模糊和难以入睡。

(2)抗胆碱能药:包括苯海索、苯扎托品和奥芬那君,能帮助控制震颤,常被用于治疗以震颤为最严重症状的年轻患者。年龄较大的患者更有可能出现头晕、意识模糊、口干、视物模糊、恶心,排尿、排便困难等副作用。

(3)金刚烷胺:金刚烷胺能帮助改善轻度的震颤、僵硬和活动身体困难。它可能也有助于治疗异动症(异常运动),其副作用包括幻觉、意识模糊、踝部肿胀和皮肤改变。

(4)COMT抑制剂:如托卡朋和恩他卡朋,常与左旋多巴联用,比左旋多巴更好、更长时间地发挥作用。这类药物主要被用于治疗左旋多巴在下一剂药物使用前药效即已消退的患者。其副作用包括意识模糊、恶心、腹泻和异常运动。

十六、哪些帕金森病患者适合做脑深部电刺激疗法?

脑深部电刺激疗法出现于20世纪70年代,其主要的操作步骤是在人体脑内核团或者特定部位植入电极,通过脉冲式的电刺激达到调节和控制相应部位的脑功能,从而明显改善患者的运动症状并提高患者的生活质量。

当帕金森病患者符合以下情况时,可考虑在神经内科、神经外科、麻醉科、康复科、影像科等多科室医生的共同评估下进行脑深部电刺激疗法:①患者为原发性或遗传性帕金森病,对复方左旋多巴有良好的药物治疗反应;②药物治疗效果已明显减退或出现明显的运动并发症,患者的生活质量大大下降;③患者机体不能耐受帕金森病药物治疗的不良反应,导致不能服用有效剂量的药物从而影响了治疗效果;④药物治疗不敏感、反应不佳或效果不满意,无法控制静止性震颤;⑤没有以下并存情况:显著的认知功能障碍,严重的或难以治疗的躁狂抑郁、焦虑症、精神分裂症等精神心理疾病,其他可能影响手术或预期生存期的疾病。

已有研究发现,脑深部电刺激疗法与左旋多巴有相互协同的作用,即二者单独对运动症状的控制作用效果之和小于二者联合运用时的效果。但是脑深部电刺激疗法并不能代替抗帕金森病的药物治疗,因此不建议电极植入术后的患者贸然停用药物,而应在专科医师的指导下逐步调整药物的组合、种类以及用量等。

十七、心理护理在帕金森病患者的治疗中的地位和作用？

帕金森病晚期患者因运动症状进展，逐渐丧失部分或全部生活自理能力，甚至致残。因此，对于帕金森病患者而言，除了需要药物、运动或手术治疗外，心理照护治疗也十分重要。帕金森病常见于老年人群，常因疾病困扰出现情绪忧郁、行为退缩、社交激情和能力减退等精神障碍。因此对于帕金森病患者而言，给予患者较多的尊重、关怀、鼓励和耐心，帮助其参加各种各样的生活活动，营造一个合适的康复环境，可以极大地帮助患者积极主动、健康地生活，有益于患者良好地康复。

十八、帕金森病的运动并发症是什么？有什么治疗方法？

帕金森病患者最常用的药物是左旋多巴，可用在帕金森病的不同阶段，但在帕金森病晚期使用可以诱发运动并发症，会严重影响患者的生活质量，甚至导致患者致残率增加。

帕金森病的运动并发症可分为运动波动和异动症。运动波动即表现为在正常服药周期和稳定血药浓度下，患者的运动症状控制情况不稳，伴随或不伴随服药周期出现变化和波动。异动症则是帕金森病患者出现不自主的重复刻板动作，如舞蹈样动作或投掷样动作等。目前对于运动并发症的治疗，暂无根治或逆转的有效方法。部分指南主张的是中西医结合治疗，治疗的启动时机同左旋多巴一样应贯穿疾病的全程，在中西医专科医生共同研究治疗策略的基础上，制定符合患者个性化的具体方案，并定期评估患者的临床治疗效果。

十九、如果患者已明确患有帕金森病，自己能做些什么来缓解症状？

首先要学习帕金森病及其治疗的相关知识，积极地配合参与治疗。其次，还要从以下方面进行：

1. 运动或理疗：规律锻炼能够提高患者的身心健康感；可减少身体受僵硬和其他症状的影响。对于帕金森病患者而言，规律、规范的运动锻炼显得尤为重要，并且通过锻炼可以减轻因躯体强直引起的肩、髋和背部疼痛，同时也可能改善部分运动功能。

我们推荐患者进行太极拳、快走、游泳、跳交谊舞等有氧运动,对患者稳定姿态、改善步态协调性功能、柔韧性、力量以及前伸能力方面均有裨益。其他可改善帕金森病患者功能性结局的措施包括以下(根据体力情况选择合适的运动方式):

● 标准理疗和技能训练的多学科综合康复治疗;

● 平板支撑训练;

● 平衡练习以及抗阻训练;

● 视、听、触觉反馈训练;

● 音乐治疗。

2. 如果您仍在开车,需要接受医生专业的测试以确认继续驾驶的安全性。

3. 放下心理包袱,帕金森病并非绝症,只要我们治疗合理、护理得当、放下心中的思想包袱,在医护人员和家人朋友的帮助下也能保持较高的生活质量。

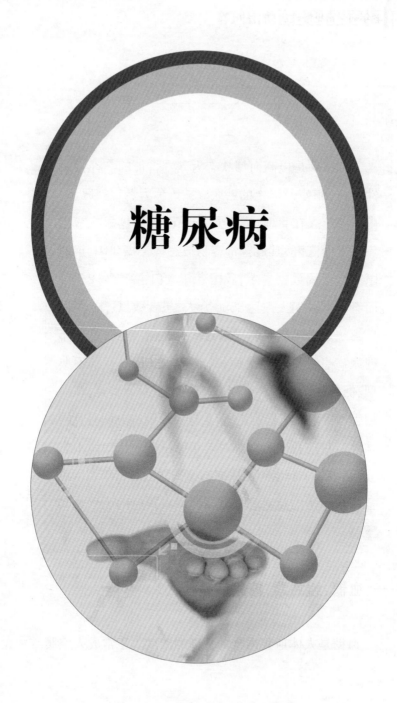

糖尿病

糖尿病是以高血糖状态为基本特征的一种代谢性疾病,65岁及以上的糖尿病被统称为老年糖尿病。由于老年人在生理、心理上的退化,老年糖尿病常起病缓慢而隐匿,其危害常容易被忽视。据2019年的国家统计局数据显示,我国老年人口占比约12.6%,而老年糖尿病人数达3550万人,患者数量已位居世界第一。老年糖尿病已成为常见病、多发病,且老年糖尿病患者具有并发症和(或)伴发病多、症状不典型、低血糖风险高、患者自我管理能力差等特点,在血糖管理手段和目标制定、药物选择原则等方面有其特殊性。目前我国老百姓对老年糖尿病的认知尚不充分,熟悉和了解老年糖尿病的相关知识对老年人群进行糖尿病防治及对老年糖尿病患者预后的改善尤其重要。

一、血糖、胰岛素、糖尿病是什么?

血糖是人体血浆内含葡萄糖的浓度。正常成人空腹状态下的血糖常在3.9~6.1 mmol/L之间,餐后2小时血糖则不超过7.8 mmol/L。胰岛素则是人胰腺中的胰岛β细胞产生和分泌的人体中唯一能降低血糖的激素。正常人的血糖时时刻刻都在变化,但在机体的升糖激素和降糖激素的调控下,其血糖基本波动在正常范围内。而糖尿病则是各种原因长期作用下机体的糖代谢逐渐出现异常,进而导致长期反复的高血糖状态,并由此出现一系列并发症的疾病。

二、糖尿病的诊断标准是什么?

目前糖尿病的诊断仍采用世界卫生组织1999年制定的糖尿病诊断标准:

1. 有糖尿病"三多一少"(即多尿、多饮、多食和体重减轻)的症状同时,符合下面任意一项检验结果是阳性,即可诊断为糖尿病:

(1)随机静脉血糖(即一日中任意时刻的血糖)≥11.1 mmol/L

(2)空腹静脉血糖(指至少8小时没有进食热量)≥7.0 mmol/L

（3）口服 75 g 葡萄糖后 2 小时静脉血糖≥11.1 mmol/L

2.无糖尿病相关症状者,如符合上述三项中任一项,则需择日重复检查上述血糖以确诊。

3.除此之外,世界卫生组织还建议将糖化血红蛋白作为糖尿病的诊断标准,即糖化血红蛋白≥6.5%即可诊断为糖尿病。

三、什么是糖化血红蛋白?

糖化血红蛋白是红细胞内的血红蛋白与血中葡萄糖结合的产物,反映的是检测者检测前2~3月内血糖的平均水平,它不受短期内的或某一时刻血糖波动的影响,也不受短期的运动或食物影响,是临床上最常用、最可靠、反映血糖控制时间最长的一个指标,是评价糖尿病血糖控制状态的金标准,也是糖尿病的诊断标准之一。其主要形式为 HbAlc,其正常值为 4%~6%。对于许多老年糖尿病患者而言,HbAlc 控制目标为＜7%;更严格的 HbAlc 控制目标为＜6.5%。而对于超高龄老人,其目标值可放宽到7.5%。血糖控制较差时应每3个月监测1次,血糖控制达标后可以每半年监测1次。但值得注意的是：血红蛋白异常的病人的糖化血红蛋白结果是有误差的,该类病人应以空腹和餐后血糖为准。

四、OGTT实验是什么?

OGTT实验即口服葡萄糖耐量试验,指将75克脱水葡萄糖溶于水口服2小时后进行的血糖检查。正常人对葡萄糖有较强的耐受能力,进食主食或葡萄糖后,血糖升高的同时会刺激胰岛素分泌,通过一系列生理调节使血糖保持在一个比较稳定的范围内。如果胰岛素分泌不足,OGTT-2小时血糖会超过正常范围,提示葡萄糖耐量减低。

五、什么是糖调节受损?

糖调节受损是指当血糖异常、逐渐高于正常人水平但又尚未达到糖尿病诊断标准的一个阶段,包括空腹血糖受损和糖耐量减低。空腹血糖受损是指空腹血糖超过正常标准,但未达到糖尿病的标准;糖耐量减低是指血糖

超过了餐后2小时的正常值,但未达到糖尿病的诊断标准,如下表所示:

糖调节受损分类

（WHO,1999）

糖调节受损分类	静脉血浆血糖(mmol/L)	
	空腹血糖	OGTT-2小时血糖
正常血糖	<6.1	<7.8
空腹血糖受损	6.1~<7.0	<7.8
糖耐量减低	<7.0	7.8~<11.1
糖尿病	≥7.0	≥11.1

六、临床常检查的血糖值有哪些?
各有什么意义?

可以采用静脉血或手指的毛细血管血来检查血糖,静脉血浆葡萄糖常常只测定空腹和早餐后2小时的血糖,而用血糖仪测定的毛细血管血糖可全天任意时间点检查。经常检查的血糖值有空腹血糖、餐前血糖、餐后2小时血糖、睡前血糖及随机血糖。空腹血糖是全天血糖的基础,主要了解机体基础胰岛素的作用和肝脏胰岛素的敏感性。餐前通常是低血糖的易发阶段,餐前血糖对判断和预防低血糖的发生有重要意义。餐后2小时血糖反映机体的较高血糖情况,对预防高血糖具有重要意义。睡前血糖可预测夜间血糖的变化,对预防夜间低血糖意义重大。随机血糖反映的是任意时刻的血糖。

七、什么是低血糖?

低血糖是一组由多种病因引起的以静脉血浆葡萄糖浓度过低,临床表现为出汗、饥饿、心慌、颤抖、面色苍白等交感神经兴奋和脑细胞缺氧为主要特点的综合征。非糖尿病患者低血糖症的诊断标准是血糖水平≤2.8 mmol/L,接受药物治疗的糖尿病患者血糖水平≤3.9 mmol/L就属于低血糖范畴。低血糖是老年糖尿病患者最常见也是最危险的急性并发症之一,严重者可危及生命。糖尿病患者出现低血糖时应立即纠正,神志清楚者可进食糖果、饼干,口服糖水或含糖饮料等,神志不清的需静脉补充葡萄糖液,同时应积极查找病因,避免低血糖再次发生。

八、成年人中糖尿病的高危人群有哪些?

年龄大于18岁的成年人中,有下列任意1个及以上糖尿病危险因素者都是糖尿病的高危人群:

1. 年龄≥40岁;

2. 有血糖调节受损史;

3. 超重(体重指数≥24 kg/m²)或肥胖(体重指数≥28 kg/m²)和/或中心性肥胖(男性腰围≥90 cm,女性腰围≥85 cm);

4. 静坐生活方式;

5. 一级亲属中有2型糖尿病家族史;

6. 女性有妊娠糖尿病病史;

7. 高血压或正在接受降压治疗;

8. 血脂异常,高密度脂蛋白≤0.91 mmol/L及甘油三酯≥2.22 mmol/L,或正在接受调脂治疗;

9. 动脉粥样硬化性心血管疾病;

10. 有一过性类固醇糖尿病病史;

11. 多囊卵巢综合征;

l2. 长期接受抗精神病药物和/或抗抑郁药物治疗。

九、患糖尿病后可能有哪些症状？

糖尿病的典型症状有烦渴多饮、食量增加、尿量增多、体重减轻（"三多一少"），此外还有一些非典型症状，如乏力、皮肤瘙痒、视力下降、伤口难以愈合、肢体出现对称的感觉异常或麻木、疼痛等。不是所有糖尿病患者都有"三多一少"的典型症状，老年糖尿病患者的症状常不典型，故定期进行血糖方面的相关检查十分必要。

十、老年糖尿病有哪些特点？

老年糖尿病分为1型糖尿病、2型糖尿病和特殊类型糖尿病，其诊断标准与普通成人糖尿病的诊断标准相同。

1.老年糖尿病的患病率高，知晓率、诊断率、治疗率有待提高，总体控制水平不理想。

2.老年糖尿病患者以2型糖尿病为主，包含少数的1型糖尿病和其他类型糖尿病，起病隐匿，早期多无"三多一少"（即烦渴多饮、多尿、多食、不明原因体重下降）症状，且以餐后血糖升高多见。在发病年龄上可区分为65岁以前或65岁以后发病，前者出现大小血管以及微血管病变的风险远高于后者。

3. 老年糖尿病患者并发症和(或)伴发病多,甚至以并发症或伴发病为首发表现,常合并有血脂代谢异常、高尿酸血症、体重超标及血液高凝等多种病症,多伴有重要脏器功能的减退,且与多种恶性肿瘤相关,建议对初诊的老年糖尿病患者进行肿瘤筛查。

4. 老年患者个体差异大,综合评估后的个体化非常重要。部分患者伴有视力下降、记忆力下降、认知功能减退等,影响治疗的依从性。

5. 老年糖尿病患者容易出现低血糖。由于病程长,或神经系统病变,机体对低血糖的感知能力和防御能力下降,一旦出现低血糖,易进展到严重低血糖。

6. 老年综合征(如失能、失智、抑郁、尿失禁等)严重影响老年糖尿病患者的自我管理,因此,加强对老年糖尿病患者教育和管理,提高患者的自我管理能力对改善老年糖尿病患者的整体生活质量意义重大。

十一、糖尿病的并发症有哪些?

危害糖尿病患者生活质量并致其死亡、残疾的主要原因就是糖尿病的并发症。糖尿病并发症主要是血糖代谢紊乱引起的全身多部位的急性或慢性病变。其急性并发症主要有糖尿病酮症酸中毒、高血糖高渗状态、糖尿病乳酸酸中毒、低血糖症。而慢性并发症主要指对全身大血管、微血管病变导致的缺血性脏器损害,如大血管病变可引起导致心血管病变(冠心病、心律失常、心力衰竭)、缺血性脑梗死、外周动脉疾病(下肢动脉闭塞最常见)、糖尿病足;微血管病变主要表现为肾脏、视网膜、神经以及皮肤微血管病变,如糖尿病肾病、糖尿病视网膜病变、糖尿病神经病变等。糖尿病并发症严重时可导致患者致盲、致残甚至是致死,如不用心管控血糖,将会给糖尿病患者本人及其家庭乃至社会带来沉重的经济和精神负担。确诊糖尿病后,应对糖尿病的并发症进行全面的筛查和评估,并每年定期进行复诊。

十二、什么是糖尿病足?

糖尿病足是给糖尿病患者带来最大经济负担以及最影响生活质量的一种并发症。它是糖尿病导致足部的血管和(或)神经病变,进而引起足部感染、溃疡以及组织毁坏的一种病症,最严重可因为足部坏死和感染导致需要截肢甚至是感染性休克、死亡。因此,老年糖尿病患者应加强足部护理,每天检查双脚,可使用润滑油或乳霜保湿、避免皮肤过于干燥,定期修剪趾甲,避免烫灼伤,避免赤脚行走,如足部皮肤出现损伤应立即就医。

十三、什么是糖尿病的周围神经病变?

糖尿病的神经病变主要累及中枢神经及周围神经,尤其以后者常见,以感觉神经、自主神经受损最为常见,严重影响老年糖尿病患者的生活质量。临床表现多样,主要表现为肢体对称的感觉麻木、疼痛和其他异常感觉(如虫爬感、发冷),或表现为身体无故出现被火烧、被针扎、被电击般疼痛,是糖尿病足发病的重要危险因素。

十四、什么是糖尿病酮症酸中毒?

酮症酸中毒是糖尿病较严重的并发症,一般在血糖控制差、突然停止降糖药物治疗、感染、外伤、饮食不当、胃肠疾病、创伤、手术、急性心脑血管病变等应激情况下诱发。表现为多尿、烦渴多饮、食欲减退、恶心呕吐、呼吸深快、呼气中有烂苹果味。严重者可出现脱水症状,血压下降,四肢厥冷,甚至意识障碍、昏迷。血糖升高,尿酮体阳性,或伴有不同程度的代谢性酸中毒。应及时就医,及时纠正血糖、酮症酸中毒和水、电解质紊乱,预防并发症、降低死亡率。

十五、糖尿病的综合治疗措施有哪些?

糖尿病不能单纯依靠药物治疗,需要多管齐下的综合治疗,包括饮食控制(基础)、运动锻炼(手段)、糖尿病患者教育(核心)、病情监测(保障)、药物治疗(武器)、心理照护六大方面,其目的是管控好血糖,延缓或避免糖尿病并发症的发生和进展。

十六、老年糖尿病的三级预防是什么?

老年人群是糖尿病的易患人群,糖尿病的一级预防是指对老年人群进行糖尿病相关的健康教育,使老年人改进不良生活方式(如,戒烟、限酒、控制血压和血脂,及合理膳食、强度适宜的运动等），必要时对老年人进行血糖与HbAlc的筛查，以降低罹患糖尿病的风险。糖尿病的二级预防是指对老年糖尿病患者尽早诊断和治疗，全面评估患者病情、定期筛查并发症，并指导患者进行生活方式干预和治疗。糖尿病的三级预防是指对已出现并发症的老年糖尿病患者及时采取有效的综合治疗措施，多学科联合管理，阻止或延缓糖尿病并发症的进展，降低老年患者致残率和死亡率，提高生命质量。

十七、糖尿病的自我管理是什么？

糖尿病是终身疾病，且人的血糖每时每刻都在发生变化、糖尿病患者病情个体差异较大，因此糖尿病患者在医生指导管理病情的基础上，还要学会自我管理，主要包括：对自己的身体进行日常护理，对血糖相关的各项检查指标、临床症状、饮食和运动等进行相应记录，学会自身日常生活护理技巧。

十八、老年糖尿病的治疗原则有哪些?

老年糖尿病患者的治疗应在全面评估、权衡利弊,确保患者安全获益的前提下制定个体化的血糖控制目标和综合管理措施,做到早预防、早诊断、早治疗、早获益,防止因控制饮食或药物导致的消瘦、营养不良、低血糖、心脑血管风险及肿瘤的风险。

十九、老年糖尿病的健康教育包括哪些内容?

糖尿病教育是糖尿病基础治疗的重要一环。老年糖尿病患者由于病程长、并发症和伴发病多,致残率、致死率高。作为患者本人及家属可通过电视、书籍、报刊、微信公众号、手机小程序等方法积极参与糖尿病相关的健康教育,了解糖尿病的病因、临床表现、并发症及其危害,并知晓生活方式管理、各类药物特点、使用方法及监测血糖的方法,管理好血糖。

二十、糖尿病患者饮食控制的原则有哪些?

糖尿病治疗的基础就是饮食控制。通过合理有效地饮食控制可以使患者胰腺的胰岛细胞减轻工作负担、获得修复的空间,延缓糖尿病病情进展。饮食控制原则大致如下:①每日进食量和消耗量相平衡,控制总体的碳水化合物摄入;②在每日膳食中需选择粗粮与细粮搭配,合理均衡各类营养素的摄入,减少升糖指数或糖负荷较大的食物摄入量;③每日定时、定量进餐,可少食多餐,但每餐的量应固定,不可因个人因素少食或多食;④戒烟限酒,饮食保持低盐低脂低糖饮食。

二十一、老年糖尿病患者在饮食营养方面要注意什么?

营养治疗是糖尿病基础治疗的重要环节,要贯穿糖尿病的全程治疗。随着年龄增长、消化功能减退,老年人大多存在不同程度的营养不良,与非糖尿病人群相比,老年糖尿病患者发生肌少症、营养不良的风险更高。首先,应摄入足够的热量,碳水化合物能快速分解提供能量、减少低血糖的发生风险,可以作为老年糖尿病患者的主要能量来源,供能应占50%～60%,可同时摄入富含膳食纤维的食物,防止血糖快速升高和波动。同时要摄入富含亮氨酸等支链氨基酸的优质动物或植物蛋白(如,蛋、奶制品、动物肉类、大豆等),如果没有肾脏疾病,摄入量约为1.0～1.3克每公斤每天。进食时还需注意碳水化合物、蛋白质与蔬菜的摄入顺序,降低餐后血糖增幅。长期饮食不均衡的老年糖尿病患者还需注意补充维生素和矿物质。老年糖尿病患者应合理膳食、均衡营养,减少各种并发症、改善预后。

二十二、糖尿病患者进行运动管理的原则?

运动不仅能增加机体对胰岛素的敏感性、控制高血糖状态,而且能改善血脂代谢、心脑血管功能,对糖尿病患者很有益处,但运动强度和时间应循序渐进、量力而行、持之以恒。对于糖尿病病人而言,应以有氧运动为宜,且空腹状态(持续不进食≥8小时)及服用降糖药物2小时内不宜运动。

运动种类	举例	持续时间	消耗热量
最低强度运动	散步 购物 做家务 打太极	30分钟	90千卡
低强度运动	跳交谊舞 做体操 平地骑车 打桌球	20分钟	90千卡
中强度运动	爬山 打羽毛球 慢跑 上楼梯	10分钟	90千卡
高强度运动	跳绳 游泳 举重 打篮球	5分钟	90千卡

高强度运动常为无氧运动,不能刺激心肺功能,但对局部肌肉强度提升有帮助。适合于年轻、体能较好且无并发症的糖尿病人。老年糖尿病患者宜选择可以提高全身新陈代谢的低中等强度有氧运动,如,快走、慢跑、游泳、健身舞等。运动前需要先进行运动安全性评估,避免运动伤害。在充分考虑可行性和可持久性的基础上提倡餐后适量活动与每周3~4次的体能锻炼相结合,做到运动前热身、运动后放松及持之以恒。抗阻运动,如举重、抬腿保持等可延缓肌肉萎缩,抗阻运动宜每周进行2~3次。肥胖的老年糖尿病患者还可以适当增加有氧运动消耗脂肪储存。老年糖尿病患者可以通过瑜伽、太极拳、五

禽戏、八段锦等练习提高身体的协调性和平衡能力,降低跌倒的风险。

二十三、糖尿病常用的治疗药物有哪些?

1. 双胍类:是一线降糖药物,疗效确切、价格便宜、发生低血糖的风险小,主要通过增加机体对葡萄糖的利用以及减少肠道对葡萄糖的吸收、抑制糖异生达到降糖效果,同时还能减轻体重,不良反应主要是胃肠道症状以及对肾脏功能的不利影响,可作为老年糖尿病患者治疗用药,但肾功能不全患者需在医师指导下使用。

2. 磺脲类:胰岛素促泌剂,如格列本脲、格列美脲、格列齐特、格列喹酮等,通过促进机体胰岛素的分泌达到降糖效果,是最经典、应用最广泛的降糖药,但其容易导致低血糖发生,老年患者应慎用。如果有轻中度肾功能异常的患者选择磺脲类降糖药,应选择格列喹酮。

3. 格列奈类:胰岛素促泌剂,主要有瑞格列奈、那格列奈,与磺脲类药物比,其作用时间短,发生低血糖的风险低,受肾功能影响小,适合老年人群使用,该药要求在餐前15分钟使用。

4. α-糖苷酶抑制剂：主要通过抑制肠道吸收葡萄糖从而达到降糖效果，主要降低餐后血糖，主要药物有阿卡波糖、伏格列波糖、米格列醇。该药具有不发生低血糖、不增加肝肾代谢负担等特点，适用于老年糖尿病患者的治疗，主要不良反应有腹胀、腹泻等胃肠道症状。如若使用该药发生了低血糖，应直接使用葡萄糖制剂提升血糖，避免用淀粉类食物。

5. 噻唑烷二酮类：胰岛素增敏剂，通过增加骨骼肌、肝脏及脂肪组织对胰岛素的敏感性发挥降糖作用，代表药物有罗格列酮、吡格列酮。该药可引起低血糖、体重增加、心力衰竭、骨折发生的风险，老年人应谨慎使用。

6. 二肽基肽酶Ⅳ（DPP-4）抑制剂：一线降糖药物，通过抑制 DPP-4 酶活性提高内源性胰高糖素样肽-1（GLP-1）的水平、促进内源性胰岛素分泌、抑制胰高糖素分泌的作用降低血糖。代表药有西格列汀、沙格列汀、利格列汀等，主要降低餐后血糖，发生低血糖风险小、耐受性和安全性好，适用于老年糖尿病患者。但如果怀疑有胰腺炎，则应停用本药。

7. 钠—葡萄糖共转运蛋白2（SGLT-2）抑制剂：通过抑制肾小管 SGLT-2 的活性增加尿糖排泄而降糖，代表药物有恩格列净、达格列净、卡格列净,发生低血糖风险小,能减轻体重及内脏脂肪,对心血管具有保护作用,可用于老年人群。常见的不良反应有泌尿道和生殖道感染、血容量减少,肾功能不全的患者须在医师指导下使用。

8. 胰高糖素样肽-1(GLP-1)受体激动剂:通过抑制胰高糖素分泌及促进胰岛素分泌降糖,能抑制食欲、减重、降压、降脂,发生低血糖的风险小,胃肠道的症状是其主要不良反应,代表药物有艾塞那肽、利拉鲁肽、杜拉鲁肽等,可用于胰岛素抵抗、腹型肥胖的糖尿病患者。

9. 胰岛素:当胰岛β细胞功能明显减退、口服降糖药物失效或禁忌、血糖难以控制时选用。胰岛素可分为短效、速效、长效及超长效胰岛素四种类型,有发生低血糖的风险,应根据病情严格在医师的指导下选择用药,其治疗应与饮食、运动、生活作息时间、口服降糖药科学匹配,同时要定期监测血糖。

二十四、老年糖尿病患者使用胰岛素治疗应注意什么?

老年糖尿病患者使用胰岛素治疗前,应了解自身的整体健康状况(包括一般状况、重要脏器功能、认知功能等)、血糖谱(空腹、餐后、夜间血糖,血糖波动,糖化血红蛋白等),正确掌握注射胰岛素的方法、低血糖的判断及处理的相关知识。应在全面综合评估的基础上,权衡获益风险比,选择合适的治疗方案(包括胰岛素品种、剂量和注射时间),减少低血糖发生风险,同时要考虑老年人长期使用的依从性,尽量简化胰岛素方案。老年糖尿病患者的机体状况和重要脏器功能变化较快,血糖在短期内的波动较大,应定期监测和评估血糖。

二十五、老年糖尿病患者的血糖应控制在什么目标范围?

老年糖尿病患者的个体差异较大,应结合患者的健康状况、预期生存期、并发症、低血糖发生风险等情况进行全面综合评估,制定个体化的血糖控制目标,目前依据患者的健康等级及使用低血糖风险高的药物(胰岛素、胰岛素促泌剂)将老年糖尿病患者血糖控制目标分类如下：

使用低血糖风险高的药物

健康等级	糖化血红蛋白（%）	空腹血糖（mmol/L）	睡前血糖（mmol/L）
良好	7.0～7.5	5.0～8.3	5.6～10.0
中等	7.5～8.0	5.6～8.3	8.3～10.0
差	8.0～8.5	5.6～10.0	8.3～13.9

未使用低血糖风险高的药物

健康等级	糖化血红蛋白（%）	空腹血糖（mmol/L）	睡前血糖（mmol/L）
良好	＜7.5	5.0～7.2	5.0～8.3
中等	＜8.0	5.0～8.3	5.6～10.0
差	＜8.5	5.6～10.0	6.1～11.1

二十六、老年糖尿病合并动脉粥样硬化性心血管疾病应如何治疗？
　　患者在管理血压方面应注意什么？

　　动脉粥样硬化性心血管疾病(ASCVD,如冠心病、脑血管病和周围血管病)是老年糖尿病患者死亡和残疾的主要原因之一,年龄、吸烟、肥胖和超重、高血压、高血脂等都是老年糖尿病患者发生ASCVD的重要危险因素,合理管控好危险因素是预防疾病进展的最佳手段。

　　1. 定期进行体检:每年度进行体检,了解身体状况,主动筛查ASCVD及其相关危险因素,每年至少检查一次颈动脉彩超、下肢动脉彩超了解外周血管情况,便于早期识别和干预ASCVD的发生。

　　2. 危险因素的管理:

　　(1)戒烟:吸烟是心血管疾病重要的独立危险因素之一,增加冠心病、脑卒中等疾病的发病和死亡风险,应积极鼓励老年糖尿病患者戒烟。

　　(2)管理体重:肥胖能增加心血管疾病的发病率和死亡率,应积极管理好体重。随着年龄增加,老年人身体结构会发生变化,脂肪占比增加、肌肉占比减少,因此,评估老年人肥胖时还需要结合腰围、身体肌肉量、体质成分等因素。

(3)管控好血压:高血压是心血管疾病的独立危险因素,老年糖尿病患者高血压的风险很高,降压治疗能降低心血管事件的发生风险和死亡风险。一般而言,老年糖尿病患者可将收缩压控制在≤140 mmHg,但年龄≥80岁、预期寿命短或健康状态差的患者可将收缩压控制至≤150 mmHg,合并ASCVD的患者,如能耐受可将收缩压控制在≤130 mmHg,老年糖尿病患者的收缩压应≥120 mmHg以防出现体位性低血压。降压药物首选血管紧张素转换酶抑制剂或血管紧张素Ⅱ受体拮抗剂类,钙通道阻滞剂、利尿剂、β受体阻滞剂可作为首选药物联用的备选药物。

(4)管理好血脂:血脂异常是老年糖尿病患者发生ASCVD的风险因素,应合理管控好血脂水平。指南建议老年糖尿病患者的低密度脂蛋白胆固醇控制≤2.6 mmol/L,合并ASCVD的患者可控制≤1.8 mmol/L,对于年龄≥80岁、预期寿命短或健康状态差的患者可适当放宽低密度脂蛋白胆固醇目标,并推荐应用他汀类药物或联合依折麦布或PCSK9抑制剂治疗降低心血管事件风险,但需警惕和监测药物不良反应的发生。

(5)抗血小板治疗:阿司匹林长期使用会增加出血风险,因此,老年糖尿病患者不建议常规应用阿司匹林进行一级预防,合并 ASCVD 的患者建议低剂量(75～150 mg/d)作为二级预防,年龄≥80 岁、预期寿命短和健康状态差的患者使用需权衡利弊、评估出血风险。

二十七、老年糖尿病常见的共病有哪些?

共病是指一个人同时患有两种或两种以上慢病,即多病共存。随着年龄增加,脏器功能减退,老年人可同时患有多种共病,老年糖尿病常与以下疾病共存:

1. 心力衰竭:高龄、糖尿病都是心力衰竭高危因素,因此老年糖尿病患者更易发生心力衰竭,且常常容易被忽视和漏诊。当并发心力衰竭时,应慎用或禁用具有心力衰竭高风险的药物(如胰岛素和噻唑烷二酮类药),而应选择能降低心力衰竭风险的药物(如 SGLT2 抑制剂和二甲双胍等)。

2. 骨质疏松症:骨质疏松的发生与年龄密切相关,随着年龄增加发病率增加。与非糖尿病人群相比,糖尿病患者的骨折风险显著增加,老年糖尿病患者是骨质疏松性骨折的高危人群。因此,建议老年糖尿病患者应加强骨质疏松防治相关知识的学习,定期检查骨密度并进行骨折风险评估、早期干预,如患有骨质疏松症应避免使用可能增加骨质疏松或骨折风险的降糖药物,同时尽早启动骨质疏松药物治疗。

3. 肌少症与衰弱:随着年龄增加,骨骼肌肌纤维质量和功能下降,机体出现退行性改变、生理储备功能下降,逐渐发生肌少症和衰弱。糖尿病增加了肌少症和衰弱的发病风险,且肌少症是引起老年糖尿病患者衰弱的重要原因。因此,老年糖尿病患者应进行肌少症和衰弱的评估,做到早发现、早干预、早治疗。

4. 跌倒:跌倒是导致老年人创伤性骨折的主要原因,而高龄、视听觉及平衡能力下降、低血压、低血糖、神经病变、血管疾病、肌少症、衰弱等都增加了老年糖尿病患者跌倒的风险。老年糖尿病患者应评估跌倒风险,尽早识别跌倒的危险因素、尽早干预,降低发生骨折和骨折相关并发症的风险。

5. 认知障碍:认知障碍与老年糖尿病患者的低血糖发生互为因果,低血糖增加患者发生痴呆的风险,而有认知障碍的糖尿病患者更易发生低血糖。因此,建议老年糖尿病患者应定期进行认知功能筛查,尽早识别认知障碍及痴呆;而对患有认知障碍的糖尿病患者,应避免使用导致低血糖风险高的药物,尽量简化用药方案,放宽血糖控制目标。

6. 精神疾病:与非糖尿病的老年人相比,老年糖尿病患者患焦虑、抑郁、谵妄等精神疾病的风险显著增加,精神症状会影响血糖的有效控制。因此,老年糖尿病患者可以定期进行精神症状的筛查和识别,早干预、早治疗,精神疾病的改善有利于老年糖尿病患者的血糖控制并提高生活质量。

7. 低血压:老年人易于发生体位性低血压和餐后低血压,而老年人中糖尿病患者发生低血压的风险更高,约有40%的体位性低血压患者合并有糖尿病。合并体位性低血压的老年糖尿病患者应避免使用坦索罗辛、卡维他洛等易导致体位性低血压风险的降压药物,而应优先选择 ARB 或 CCB 类药物,可选择α-糖苷酶抑制剂类降糖药改善餐后低血压症状。

8. 肿瘤:糖尿病患者患肿瘤的风险增加,建议老年糖尿病患者定期进行与其年龄、性别相匹配的肿瘤相关筛查,新发老年糖尿病患者需警惕胰腺癌的可能。

9. 睡眠呼吸暂停综合征(OSAS):OSAS与血糖波动、糖尿病并发症发生相关,建议肥胖的老年糖尿病患者应进行OSAS筛查,对于合并有OSAS的患者,应积极管控生活方式,戒烟酒、避免浓茶、咖啡、劳累、刺激等因素,减重、持续气道正压是治疗OSAS的有效方法,并能改善血糖控制。

10. 睡眠障碍:老年人是睡眠障碍的高发人群,而糖尿病引发的神经、躯体及精神症状都可能导致睡眠障碍。因此,老年糖尿病患者发生睡眠障碍的风险高,严重影响患者的血糖控制和生活质量。合并有睡眠障碍的老年糖尿病患者应积极接受健康教育、生活方式和药物治疗等干预,改善血糖、提高睡眠及生活质量。

11. 口腔疾病:年龄、糖尿病都是牙周炎的危险因素,老年糖尿病患者牙周炎发病率显著增加,影响了患者血糖的控制。因此,老年糖尿病患者应养成良好的卫生习惯,定期进行口腔检查,同时控制好血糖,减少口腔疾病的发生。

二十八、老年糖尿病患者日常居家应注意什么？

在饮食方面尽量选择健康的食物，如蔬菜、全谷类、低脂乳制品和升糖较慢的水果，减少油炸或高脂肪食物的摄入。其次是需要保持运动，每日快走、太极、慢跑、做园艺或其他活动至少30分钟。通过适当的饮食和运动管理从而达到健康的体重目标。保持健康的作息规律，确保充足的睡眠和精力，避免劳累、情绪过于激动。做到戒烟戒酒——吸烟会增加心肌梗死、中风以及肺病等的风险，酒精则会升高血糖和血压。

记录并掌握好自己每日的药物使用剂量、频次和注意事项，如您是长期使用胰岛素的患者，需向医务人员学习和掌握胰岛素针剂的使用。规范地监测血糖，如您的血糖控制暂未达标，则须每日监测至少4次血糖——三餐前血糖加睡前血糖；如您的血糖已控制达标且持续较稳定，则每周监测至少3次血糖。每次监测血糖时均需对具体监测的时间、自己是否进食、进食了多久进行记录，如2020年1月1日上午10：00早餐后2小时血糖为5.1 mmol/L。当您发现自己血糖低于3.9 mmol/L，或出现心慌、出汗、乏力、饥饿、眼前发黑等低血糖症状时，需立即进食升糖较快的食物,如饮用可乐、葡萄糖水,进食糖果、蛋糕、饼干等。糖尿病患者需随身携带上述升糖较快的饮食,尤其是准备要运动的时候。如您发现自己的血糖较高,需立即控制饮食,启动运动,而后2小时内进行复测血糖,如高血糖状态仍未好转,则需在医生的指导下调整治疗方案。如您发现自己的血糖显著升高,或出现头昏、乏力、血压下降、大口呼吸等不适时,需立即就医。治疗过程中切莫自行调整药物,以免造成不必要的高血糖或低血糖情况。

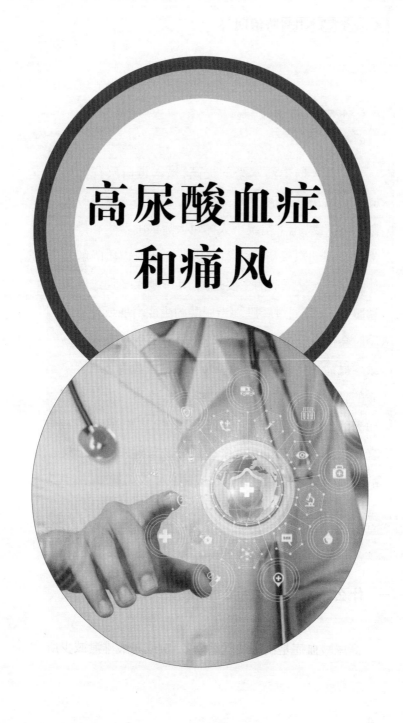

高尿酸血症和痛风

随着人们生活水平的提高，摄入蛋白质食物增加，高尿酸的发病率也日益增多。尿酸是人体嘌呤代谢的终产物，正常情况下人体每天尿酸的产生和排泄基本保持动态平衡。内源性自身合成或物质降解及外源性摄入是尿酸的主要来源，其排泄30%通过肠道和胆管，70%通过肾脏。当尿酸的生成增加或排泄减少时会使血液中尿酸浓度升高，导致高尿酸血症。高尿酸血症是痛风的发病基础，同时高尿酸也是血管疾病的独立危险因素，与心脑血管病、代谢性疾病密切相关。老年人由于肾功能减退，尿酸排泄障碍，常常会出现高尿酸血症。高尿酸血症是老年人的常见疾病，影响老年人的生活质量、威胁老年人的健康，加强对老年人群的健康教育对加强自我保健、改善症状、提高生活质量意义重大。

一、什么是高尿酸血症？

高尿酸血症是由嘌呤代谢紊乱和/或尿酸排泄减少所

导致,通常将正常饮食状态下,非同日、2次空腹血尿酸>420 μmol/L(成年人,不分男、女性别)定义为高尿酸血症,老年高尿酸血症目前适用同一标准。大部分高尿酸血症患者可不出现关节炎等临床症状,称为无症状高尿酸血症。大约有1/3的患者可出现痛风性关节炎、痛风石,甚至痛风性肾病。

二、什么是痛风? 高尿酸与痛风有什么关系?

痛风是代谢性疾病,是指因血尿酸过高而沉积在关节、组织中引起关节炎、皮肤病变、肾脏病变等多种损害的一组疾病,严重者可并发心脑血管疾病、肾功能衰竭,甚至危及生命。高尿酸血症是痛风发作的重要基础,两者是同一疾病的不同状态。一般而言,约有1/3的高尿酸血症患者发展为痛风。大部分痛风患者发病时有高尿酸血症的表现,但也有部分患者痛风发作时血尿酸水平不高。

三、产生高尿酸血症和痛风的病因有哪些?

高尿酸的产生主要由尿酸排泄不良、尿酸生成过多和混合型因素导致,高尿酸血症和痛风的病因可以分为原发性、继发性两大类:

1. 原发性高尿酸血症:如,因先天性酶缺陷导致的特发性尿酸增多症(家族性幼年高尿酸性肾病等),以及酒精摄入过多、高嘌呤饮食、高糖饮食、核酸代谢增强等原因所致的尿酸产生过多。

2. 继发性高尿酸血症:由于某些疾病,如血液系统疾病(白血病、多发性骨髓瘤、淋巴瘤、溶血性贫血等)、各类肾脏疾病,以及使用利尿剂等药物、糖尿病酮症酸中毒、过度运动、饥饿等原因所致。

四、什么是亚临床痛风?

亚临床痛风是指无症状高尿酸血症患者,关节超声、双能CT或X线发现尿酸钠结晶沉积和(或)痛风性骨侵蚀。

五、什么是难治性痛风?

具备以下三条中的任一条即为难治性痛风:

1. 单用或联用足量、足疗程的常规降尿酸药物,血尿酸仍≥360 μmol/L;

2. 接受规范化治疗,痛风发作频率仍≥2次/年;

3. 存在多发性和(或)进展性痛风石。

六、哪些不良饮食习惯容易导致高尿酸血症和痛风?

人体尿酸的主要来源为内源性自身合成或物质降解及外源性摄入,摄入的动物蛋白和其他富含嘌呤的食物约占20%。过多摄入动物内脏、海鲜类、肉类、鱼、禽类等高嘌呤的食物会导致尿酸增高。过多摄入酒精、过度节食都会导致高尿酸血症及痛风发作。

七、为什么饮酒后容易使痛风发作?

酒精是痛风发作的独立风险因素,饮酒使尿酸水平升高,尤其是啤酒和烈性酒,酒精中含有的嘌呤使尿酸产生增加,酒精代谢增加了三磷酸腺苷的消耗,也使尿酸产生增加。酒精使血清乳酸升高,使肾脏排泄尿酸减少。饮酒使尿酸生成增加、排泄减少,造成血尿酸增加,导致痛风发作。

八、肥胖与痛风有什么联系?

痛风是一种代谢性疾病,肥胖是痛风的危险因素之一,痛风患者常伴有肥胖,痛风的发病率与体重指数呈正相关。减轻体重可降低血尿酸水平、减少痛风发作,因此大多数痛风诊疗指南均建议痛风患者控制体重。

九、高尿酸血症和痛风有哪些症状?

高尿酸血症和痛风常分为4个临床阶段:

1. 无症状的高尿酸血症:仅有血尿酸水平升高,而没有急性痛风性关节炎或尿酸性肾结石等表现。

2. 急性痛风性关节炎:主要表现为关节肿痛,好发于下肢单关节,常见于第一跖趾关节,其次为踝、指、膝和肘关节等,多为单侧发作,常在午夜或清晨发作,表现为关节剧痛,呈撕裂样、刀割样或咬噬样,难以忍受,数小时内出现受累关节的红、肿、热、痛和功能障碍。病程为自限性,首次发作后大多可于数天至2周内自行缓解,但易反复发作。常有诱因,多在饮酒、进食高嘌呤食物等情况下发作,多有家族史。

3. 间歇期:指两次急性痛风性关节炎发作间的阶段。

4. 慢性痛风石及慢性痛风性关节炎:高尿酸血症长期控制不佳可使痛风频繁发作、更多关节受累,逐渐进展为慢性痛风性关节炎,最终导致关节畸形、痛风石、痛风性肾病等高尿酸血症并发症。

除以上四个阶段外,长期的高尿酸血症患者可出现肾脏损害,如,慢性尿酸盐肾病、肾结石等。

十、什么是痛风石?

痛风石是由尿酸沉积于结缔组织而逐渐形成的外观大小不一的黄白色突起,初期结石较软,内有尿酸钠结晶。数周后形成坚硬的痛风石,痛风石破溃后可排出白色糊状物,是尿酸钠结晶被包裹后形成的慢性异物性肿物,难愈合、较少继发感染,痛风石是痛风的特征性临床表现,典型部位在外耳,也常在关节周围反复发作,以及肘关节、脚跟等处。大量痛风石沉积在关节内可造成关节骨质破坏、组织纤维化、继发退行性改变,使关节持续肿痛、压痛、畸形、功能障碍。痛风石拍 X 光片常不显影,B超检查才能发现。

十一、老年人的高尿酸血症和痛风有什么特点?

大部分老年人的高尿酸血症没有临床症状,也称无症状高尿酸血症,少部分患者可表现为痛风性关节炎发作。痛风性关节炎首次多好发于第一跖趾关节,但目前研究发现非典型部位的关节发病率增加,如上肢小关节或下肢其他部位关节,多关节炎多发生于老年女性。

老年人痛风起病较缓,女性多发,症状隐匿,常累及手的多个小关节,老年患者的肾功能常受损、骨关节炎和痛风石常同时并存。老年人常合并高血压、冠心病、糖尿病等多种慢性疾病,治疗时应统筹兼顾。

十二、高尿酸血症和痛风与高血压有什么关系？

高尿酸血症和痛风的常见共患病是高血压。高尿酸血症是高血压的独立危险因素，使高血压患者的心血管疾病发生率增加，也增加了痛风的发生率；高血压对血管和肾脏的损伤导致尿酸排泄障碍，又可使血尿酸水平升高。控制血尿酸水平可预防高血压病，某些降尿酸的药物也有轻度降低高尿酸患者血压的作用，如非布司他、别嘌醇。而有些降压药有加重高尿酸血症的副作用，如部分钙通道阻滞剂、利尿剂和β受体阻滞剂等。因此，当高尿酸血症或痛风患者合并有高血压时，应合理选择降压药，可选用氯沙坦、硝苯地平等不影响或者降低血尿酸水平的药物。

十三、高尿酸血症和痛风与糖尿病有什么关系？

高尿酸血症是导致糖尿病发生的重要独立危险因素，可导致糖尿病患者的心血管并发症、周围神经病变、糖尿病视网膜病变及糖尿病肾病，影响糖尿病患者的预后。降尿酸治疗能降低高尿酸血症人群糖尿病的发病率,改善患者的预后。

糖尿病是高尿酸血症和痛风患者的常见并发症,其发病风险随着血尿酸水平的升高而增加;糖尿病患者的高糖、高胰岛素促进尿酸的重吸收,抑制尿酸排泄,使血尿酸水平升高。糖尿病肾病使肾小球滤过率下降、尿酸排泄减少,也可导致高尿酸血症。因胰岛素分泌可导致血尿酸水平升高,痛风合并糖尿病患者治疗时应注意降糖药物的选择,应选择不升高胰岛素水平的药物,如双胍类、噻唑烷二酮类和α-糖苷酶抑制剂等药物。

十四、高尿酸血症和痛风与代谢综合征有什么关系?

胰岛素抵抗和肥胖是代谢综合征的中心环节,高尿酸血症患者中有超过60%存在胰岛素抵抗,老年高尿酸血症患者有更明显的胰岛素抵抗。研究显示,肥胖、高脂血症都与高尿酸血症密切相关,而一些改善胰岛素抵抗的药物如二甲双胍、曲格列酮、西布曲明等也可以降低血尿酸水平。

十五、高尿酸血症和痛风造成肾脏损害的病因是什么?

肾脏是尿酸排泄的主要器官,高尿酸血症和痛风均可导致肾脏损害。高尿酸血症可引起肾小球微血管病变,诱发无症状性高尿酸血症肾损害。痛风可引起痛风性肾病,表现为尿浓缩功能下降、肾小球滤过功能下降,出现肾功能不全及高血压、水肿、贫血等。少数患者可出现急性肾衰竭,出现少尿、无尿、大量尿酸晶体尿。血液中过多的尿酸盐结晶沉积于肾脏可导致肾结石、间质性肾炎,沉积在肾脏的尿酸钙结石可导致肾绞痛、血尿、排尿困难、肾积水、肾盂肾炎、肾周围炎、肾梗阻。当尿酸盐浓度长期升高,高尿酸血症可导致肾功能衰竭,且慢性肾脏病患者的死亡风险随着血尿酸水平的增加而升高。

十六、高尿酸血症和痛风患者在日常生活上应该注意什么?

1. 首先要保持健康的生活方式:合理饮食(选择低嘌呤、低果糖饮食)、控制体重(要减重、减腹围)、规律运动、限制酒精摄入,多摄入奶制品和新鲜蔬菜、适量饮水,豆制品(如豆腐)适当摄入。

2. 了解、控制影响血尿酸水平的危险因素,将血尿酸水平控制在理想范围内:保持生活规律,避免外伤、劳累、寒冷、应激、手术、腹泻、脱水等发作诱因,监控血压、血糖、血脂等危险因素,严格按照慢性病管理规范管理。尽量避免使用升高尿酸的药物,定期监测血尿酸水平,所有患者应终身将血尿酸水平控制在240～420 μmol/L 的目标范围。

3. 监测靶器官损害、控制相关合并症:高尿酸血症和痛风是一种慢性、全身性疾病,可损伤多个靶器官;血尿酸升高是心脑血管疾病、糖尿病等疾病的独立危险因素。因此,应定期筛查与监测靶器官损害及相关的合并症,做到早发现、早治疗,使患者总体预后得到改善。

4. 在专科医生指导下综合考虑药物的适应证、禁忌证及疾病情况,选择合适的降尿酸药物,使血尿酸水平控制达标。切忌随意停、改医嘱,应在医生指导下规范治疗,同时监测药物的不良反应,定期随诊。

5. 保持良好心态,积极主动学习疾病相关的防治知识,主动参与社区、医院开展的相关健康讲座、病友会等活动,加强与其他患者、医护人员的沟通,增加社会支持,增强战胜疾病的信心。

6.要在医生指导下坚持对痛风受累的关节进行功能康复训练,定期门诊随诊,定期做健康评估。

十七、高尿酸血症和痛风患者在饮食方面应注意什么?

1.树立正确的饮食观念:饮食管理只能减少药物剂量,不能替代药物治疗。不能单纯以嘌呤含量来界定食物的选择,每天饮食嘌呤含量应控制在200毫克以下。肥胖患者要减少热量的摄入。

2.饮食方面应注意:①避免摄入动物内脏、甲壳类、浓肉汤和肉汁等高嘌呤食物;②限制或减少摄入红肉,适量吃鱼、禽、蛋、瘦肉,少盐少油控糖,限酒(尤其是啤酒和烈性酒),急性发作期和慢性痛风石者禁酒;③多吃奶类、大豆、蔬菜、低生糖指数谷物(粗粮)。

3.每天饮水应大于2000 mL,可饮用水、茶或不加糖的咖啡,避免饮用含糖饮料、果汁和浓汤。

4.强调饮食控制需要个体化,需从个人、家庭、社会、心理等具体情况进行。

十八、各类常见动植物性食物的嘌呤含量是多少?

1. 嘌呤最多的食物,发作期和间歇期均禁食:如,动物内脏(胰,肝,脑,肾,牛羊肚)、鱼外皮、鱼子、浓肉汤、肉精等。

2. 嘌呤较高的食物,发作期禁食,间歇期限食:如,鲤鱼、鳝鱼、贝类、熏火腿、猪肉、牛肉、鸽、鹅、鸭、兔、鹌鹑、羊肉、鹿肉、淡肉汤。

3. 嘌呤含量较少,发作期禁食,间歇期限食:如,芦笋、菜花、菠菜、四季豆、青豆、豌豆、菜豆、花生、蘑菇、麦片、麦麸面包、火腿。

4. 嘌呤很少,发作期和间歇期均可食:如,蔬菜类(黄瓜、南瓜、西红柿、白菜、卷心菜、胡萝卜、芹菜、茄子、冬瓜、土豆、山芋、莴笋、葱头、紫菜头);水果类(水果、果酱、果汁);饮料类(可可、咖啡、茶);豆奶类(奶酪、牛奶、豆浆);谷类(富强粉、稻米、玉米)。

常见动物性食物的嘌呤含量

（mg/kg）

食物名称	嘌呤含量	食物名称	嘌呤含量	食物名称	嘌呤含量
鸭肝	3979.0	鸡胸肉	2079.7	牛肉干	1274.0
鹅肝	3769.0	扇贝	1934.4	黄花鱼	1242.6
鸡肝	3170.0	基围虾	1874.0	驴肉加工制品	1174.0
猪肝	2752.1	河蟹	1470.0	羊肉	1090.9
牛肝	2506.0	猪肉（后臀尖）	1378.4	肥瘦牛肉	1047.0
羊肝	2278.0	草鱼	1344.4	猪肉松	762.5

常见植物性食物的嘌呤含量

(mg/kg)

食物名称	嘌呤含量	食物名称	嘌呤含量	食物名称	嘌呤含量
紫菜（干）	4153.4	内酯豆腐	1001.1	大葱	306.5
黄豆	2181.9	花生	854.8	四季豆	232.5
绿豆	1957.8	腰果	713.4	小米	200.6
榛蘑（干）	1859.7	豆腐块	686.3	甘薯	186.2
猴头菇（干）	1776.6	水豆腐	675.7	红萝卜	132.3
豆粉	1674.9	豆浆	631.7	菠萝	114.8
黑木耳（干）	1662.1	南瓜子	607.6	白萝卜	109.8
腐竹	1598.7	糯米	503.8	木薯	104.5
豆皮	1572.8	山核桃	404.4	柚子	83.7
红小豆	1564.5	普通大米	346.7	橘子	41.3
红芸豆	1263.7	香米	343.7		

十九、高尿酸血症和痛风患者对蔬果类食物应如
何选择?

高尿酸血症和痛风患者饮食要均衡,建议低嘌呤、低脂肪和低盐饮食,减少高果糖蔬果摄入,控制饮食总热量。

1. 限饮含糖饮料和限食含糖量(尤其是果糖)高的水果,如橙、苹果、荔枝、龙眼、柿子、石榴和柚子等。

2. 可适量食用柠檬、樱桃、橄榄、西瓜、椰子、葡萄、草莓、李子和桃等水果。

3. 绝大多数叶菜类蔬菜、瓜类、块茎、块根类均为低嘌呤食物,可适量食用。

4. 由于香菇、草菇、紫菜、海带、芦笋等嘌呤含量较高,建议少食用。

二十、高尿酸血症和痛风患者对肉类食品如何
选择?

高尿酸血症和痛风患者在饮食上应减少嘌呤的摄入,食用低嘌呤的食物。一般而言,红肉类(如,猪、牛、羊

等)的嘌呤含量高于白肉类(如,淡水鱼、鸡、鸭、鹅等),动物内脏(如肝、肾、心等)的嘌呤含量高于普通肉类,蛋、奶制品等嘌呤含量较低。因肥肉含有大量脂肪和胆固醇,容易引起肥胖、加重尿酸代谢紊乱;肉类经过熏腌制后,其嘌呤、盐分含量会增高。因此,高尿酸血症和痛风患者选择肉类食品时建议选择新鲜白肉,以瘦肉为主,且每日摄入肉类的量控制在100克以内,同时注意烹饪方式,不提倡油炸、卤制、煎制、火锅等方法,避免使用过多盐、糖、香辛料等佐料,提倡水煮后弃汤食用。

二十一、高尿酸血症和痛风患者锻炼时应注意什么?

高尿酸血症和痛风患者的非药物治疗措施之一是运动锻炼,但锻炼的强度、方式方法、频度应适当,建议规律锻炼、循序渐进、量力而行,避免剧烈运动。可采取有氧运动,如太极拳、慢跑、快走、跳舞等,每次0.5~1 h,每周4~5次。运动后适量补水,避免运动后冷水浴。痛风急性期以休息为主,中断锻炼有利于炎症消退。有心肺部基础疾病者,适度降低运动强度和缩短运动时间。

二十二、无症状高尿酸血症是否需要降尿酸治疗？

无症状高尿酸血症患者控制血尿酸水平首选非药物治疗，应强调生活方式的改变、控制高危因素和定期随访，应限制富含嘌呤的食物和酒的摄入，加强锻炼、控制体重。某些药物可能会造成尿酸升高，如，复方降压片、噻嗪类利尿剂、水杨酸盐、乙胺丁醇、烟酸等，如需要长期服用可在专科医生指导下停用或换用其他可以替代的药物。

研究显示无症状高尿酸血症也会合并高血压、糖尿病、肾损伤等。《中国高尿酸血症与痛风诊疗指南(2019)》建议无症状高尿酸血症患者当出现血尿酸水平≥540 μmol/L 或血尿酸水平≥480 μmol/L 且伴有高血压、脂代谢异常、糖尿病、肥胖、脑卒中、冠心病、心功能不全、尿酸性肾石病、肾功能损害(≥慢性肾脏病 2 期)等任一合并症时应开始降尿酸药物治疗。无合并症者建议血尿酸控制在<420 μmol/L，伴合并症时建议控制在<360 μmol/L。

二十三、患者发生急性痛风性关节炎应该如何处理？

痛风性关节炎急性发作期患者可卧床休息，减少患肢活动，疼痛的关节部位可局部冷敷，尽早服用秋水仙碱、非甾体抗炎药控制炎症（足量、短疗程），若有药物有禁忌证或疗效不佳可全身应用糖皮质激素。如何选药及药物的具体用法用量应在医生指导下使用。

二十四、痛风患者何时开始降尿酸药物治疗？

痛风发作缓解2~4周后开始降尿酸药物治疗，若药物治疗过程中出现痛风发作，不建议停用降尿酸药物。无合并症者血尿酸≥480 μmol/L时开始降尿酸药物治疗，建议将血尿酸控制在<360 μmol/L。血尿酸≥420 μmol/L且伴有痛风发作次数≥2次/年、痛风石、慢性痛风性关节炎、肾结石、慢性肾脏疾病、高血压、糖尿病、血脂异常、脑卒中、缺血性心脏病、心力衰竭等任一情况者应立即开始降尿酸药物治疗，血尿酸水平控制应<300 μmol/L。发病年龄<40岁者也应将血尿酸水平控制<

300 μmol/L,不建议将血尿酸长期控制在<180 μmol/L。

二十五、高尿酸血症与痛风患者如何选择降尿酸药物?

高尿酸血症与痛风患者降尿酸药物的选择应结合药物的适应证、禁忌证和高尿酸血症的分型进行综合考虑。无症状高尿酸血症患者的降尿酸药推荐别嘌呤醇或苯溴马隆;痛风患者的降尿酸药推荐别嘌醇、非布司他或苯溴马隆;单药足量、足疗程治疗;如单药足量足疗程治疗后血尿酸仍未达标者可联用两种不同作用机制的降尿酸药物,不推荐尿酸氧化酶与其他降尿酸药物联用。

二十六、常用的降尿酸药物有哪些?

1. 促尿酸排泄:常用药物有丙磺舒、苯溴马隆。苯溴马隆适用于肾尿酸排泄减少的高尿酸血症和痛风患者,对于尿酸合成增多或有肾结石高危风险的患者不推荐使用。服用苯溴马隆时应多饮水增加尿量,并联用碳酸氢钠碱化尿液,但不宜过度碱化,有增加磷酸钙和碳酸钙等结石的风险。

2. 抑制尿酸合成：常用的药物有别嘌呤醇、非布司他，二者都是高尿酸血症和痛风患者降尿酸的一线用药。别嘌呤醇尤其适用于尿酸生成增多型的患者，应从小剂量开始，根据肾功能调节剂量。由于别嘌呤醇存在严重的超敏反应，建议亚裔患者使用前应进行HLA-B*5801基因检测。非布司他适用于慢性肾功能不全患者，从20 mg/d开始服用，根据血尿酸水平调整剂量，最大剂量不超过80 mg/d，有心脑血管疾病的老年人应谨慎使用。

3. 尿酸酶和聚乙二醇尿酸酶：因价格昂贵，仅用于传统降尿酸治疗无效的成年难治性痛风患者。

4. 碱化尿液：常用的是碳酸氢钠和枸橼酸制剂，有利于尿酸盐结晶溶解和从尿液排出。服药期间应大量饮水，每日饮水量应在2000 mL以上，以防过度碱化形成草酸钙及其他类尿路结石。

5. 降尿酸治疗中预防关节炎发作的药物：一般在开始降尿酸治疗前3~6个月用，是否使用应由专科医生决定，药物包括秋水仙碱、非甾体类抗炎药、糖皮质激素，用最小的维持剂量预防症状不发作，应监测不良反应。

二十七、难治性痛风如何治疗？

难治性痛风患者由于关节持续肿胀、疼痛，多发性痛风石导致关节破坏，严重影响生活质量，且受各种因素影响常规降尿酸药物疗效差，不能将血尿酸降至目标值。难治性痛风治疗原则主要包括：降低血尿酸水平和改善临床症状。目前将聚乙二醇重组尿酸酶制剂（普瑞凯希）和新型痛风抗炎镇痛药物 IL-1 拮抗剂（如，卡那单抗、利纳西普）用于难治性痛风的治疗，可取得较好的疗效。对于存在痛风石并伴有局部并发症（感染、破溃、压迫神经等）或严重影响生活质量的患者可考虑手术治疗。

二十八、高尿酸血症和痛风患者伴有慢性肾脏疾病时如何选择降尿酸的药物？

慢性肾脏疾病是高尿酸血症和痛风患者常见的并发症，指南推荐应根据慢性肾脏疾病分期合理选择降尿酸药物，监测药物的不良反应，及时调整药物剂量。别嘌呤醇主要经肾脏排泄，慢性肾脏疾病1~2期患者可选用，慢性肾脏疾病3~4期患者使用应调整剂量，慢性肾脏疾病5

期患者禁用。苯溴马隆主要经胆道排泄,轻中度肾功能不全患者可以选用,但慢性肾脏疾病4~5期患者禁用。非布司他经肠道和肾脏排泄,相比于其他降尿酸药物,其肾脏保护作用更好,慢性肾脏疾病4~5期患者可选用,但应注意剂量调整。

二十九、高尿酸血症和痛风患者有高血压、糖尿病、高血脂等合并症时如何选择治疗合并症的药物?

高尿酸血症是糖尿病、高血压、高血脂等疾病的危险因素,高尿酸血症和痛风患者常合并高血压、糖尿病和脂代谢紊乱,在降尿酸的同时要兼顾治疗合并症,要做到统筹兼顾、综合施治。

1. 降压药:药物的选择要兼顾降压和降尿酸的作用,可选择如氯沙坦、氨氯地平、西尼地平;不选择增加痛风发生风险的药物,如排钾利尿药、β受体阻滞剂、血管紧张素转换酶抑制剂、非氯沙坦血管紧张素Ⅱ受体阻滞剂。

2. 降糖药:应优先选择兼顾有降尿酸作用的药物,如α−糖苷酶抑制剂(阿卡波糖、伏格列波糖)、胰岛素增敏剂

（二甲双胍、罗格列酮、吡格列酮等）、磺脲类（格列美脲、格列齐特、格列喹酮等）、二肽基肽酶Ⅳ（DDP-4）抑制剂（沙格列汀、西格列汀等）、钠—葡萄糖共转运蛋白2（SGLT-2）抑制剂（达格列净、恩格列净、卡格列净等）；其次选用对血尿酸水平无不良影响的药物，如胰高糖素样肽-1（GLP-1）受体激动剂（艾塞那肽、利拉鲁肽）。

3. 降脂药：阿托伐他汀钙降血脂同时能促进肾脏排泄尿酸，非诺贝特也有降低血尿酸的作用。因此，高尿酸血症和痛风患者合并高胆固醇血症时降脂药首选阿托伐他汀钙；合并高三酰甘油血症时，降脂药建议选用非诺贝特。

三十、哪几类人必须定期复查尿酸？

不少高尿酸血症患者急性痛风发作前不知道自己的尿酸异常，如果能早期监测血尿酸浓度可提前预防痛风发作。以下8类人群应定期监测血尿酸浓度：

1. 60岁以上的人群；

2. 肥胖的中年男性及绝经后的女性；

3. 高血压、动脉硬化、冠心病、脑血管病病人；

4. 糖尿病(主要是2型糖尿病)病人;

5. 原因未明的关节炎,尤其单关节发作的中年以上的患者;

6. 肾结石,尤其是多发性肾结石及双侧肾结石患者;

7. 有痛风家族史的人;

8. 爱喝酒吃肉的中老年人群。

有以上任何一种情况者均应主动去医院查尿酸。如果首次检查血尿酸正常且不能排除高尿酸血症及痛风者应每年健康体检一次。

三十一、高尿酸血症和痛风患者治疗过程中应注意哪些?

1. 治疗初期每1~2月复查血尿酸,及时调整药物剂量。

2. 降尿酸药物方案稳定,每三个月复查血尿酸。

3. 应关注痛风/高尿酸所致的并发症——肾损害蛋白尿。

4. 一旦出现关节异常疼痛、肿胀或关节皮肤发红,需警惕痛风发作,需及时就医。

5. 应将血尿酸控制达标。

6. 应做到：合理生活方式、控制危险因素、药物治疗、定期复查。

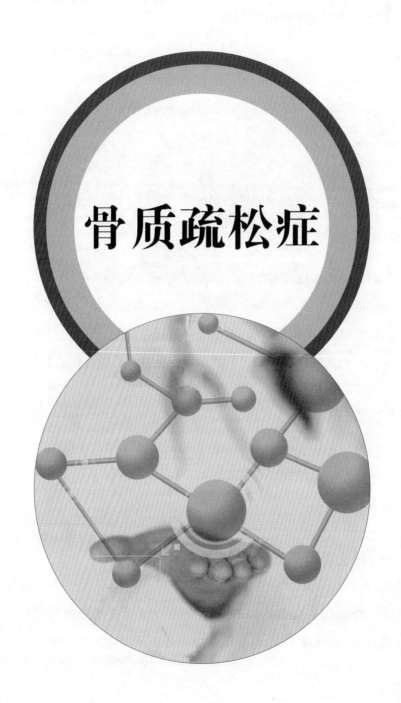

骨质疏松症

　　骨质疏松症是老年人的常见病之一,全球每3秒就会发生一起骨质疏松性骨折,1/3的女性和1/5的男性会在50岁以后发生骨折。在我国,骨质疏松、糖尿病、阿尔茨海默病被列为三大重点攻克的老年性疾病。骨质疏松对老年人的危害巨大,严重可导致脆性骨折。老年人一旦发生骨折,可能因长期卧床而导致肺部感染、血栓性疾病、压疮等一系列并发症,增加致残率和死亡率,给个人、家庭和社会带来沉重的负担。骨质疏松症的好发人群为绝经后妇女和老年男性,发病年龄一般在65岁以上,骨质疏松症和其相关的脆性骨折风险均随着老年人的年龄增加而增加。正确认识和掌握该疾病的相关知识,对疾病防治有十分重要的意义。

一、什么是骨质疏松症?

　　骨质疏松症是指以骨量减少和骨微结构受损为特征,导致骨强度下降、骨脆性增加和骨折风险增加的一种全身代谢障碍性疾病。

二、世界"骨质疏松日"是哪一天?

1997年,世界卫生组织(WHO)将每年的10月20日定为"世界骨质疏松日",医学界已经将"防治骨质疏松症、预防骨折""治疗高血脂、预防心肌梗死"和"治疗高血压、预防中风"放在同样重要的位置。

三、导致骨质疏松症的危险因素有哪些?

骨质疏松症的危险因素分为不可控因素和可控因素:

1. 不可控因素:种族、高龄、女性绝经、脆性骨折家族史、母系家族史等。

2. 可控因素:

(1)不健康生活方式:如吸烟、过量饮酒、日照减少、营养不良、体力活动减少等。

(2)影响骨代谢的疾病:如糖尿病、类风湿关节炎、甲状腺功能亢进症、卒中、慢性腹泻和慢性心肺肾疾病等。

（3）影响骨代谢的药物：糖皮质激素、肿瘤化疗药物、过量甲状腺激素、抗癫痫药物等。

老年人由于日照少或皮肤维生素D合成过少，很容易出现维生素D缺乏，营养不良、蛋白缺乏可导致骨量、肌肉力量、软组织厚度下降；老年人由于身体原因被限制运动或长期卧床时会加速骨量丢失；老年人常容易继发甲状腺功能亢进，导致骨吸收增加，使骨量丢失增多，更易出现骨质疏松症。雌激素对骨骼具有保护作用，缺乏可导致骨转换增加和持续骨丢失，所以绝经后妇女更易患骨质疏松症。

四、骨质疏松症是如何发生的？

骨骼是人体制造血液的中心，能为人体提供支持及保护作用。人体内有99%的钙质储存于骨骼的构造中，骨头的主要成分为钙及磷两种矿物质。正常骨骼的代谢过程称为"骨骼再造"，就是噬骨细胞溶解骨头与生骨细胞填补骨头两个过程不断地重复进行、维持平衡状态。35岁以上，骨溶解速度逐渐超过骨合成速度，而且骨骼的质与量随着年龄的增加渐减，流失过速导致骨质疏松症。

五、人体骨量变化有什么规律?

人体的骨量从出生后随着生长和发育不断积累,在青壮年期(30～40岁)达到峰值骨量,即人体一生中的最高值。一般而言,男性从50岁以后,女性从绝经开始,骨吸收大于骨形成,出现骨转换失衡、骨量下降,至进入持续的骨丢失期。随着年龄增长,骨质疏松的发病率逐渐升高,女性骨量减少的速度比男性更快,骨质疏松通常比男性出现得早。

六、骨质疏松症的临床分类有几种?

骨质疏松症包括原发性和继发性两大类。原发性骨质疏松症又分为绝经后骨质疏松症(I型)、老年性骨质疏松症(II型)和特发性骨质疏松症(包括青少年型)。老年性骨质疏松症一般指70岁以上人群发生的骨质疏松,现我国已将60岁以上的人群定义为老年人,因此60岁以后出现脆性骨折或者骨量减低至骨质疏松,都可以称为老年性骨质疏松。

七、骨质疏松症有哪些临床症状?

1. 疼痛和乏力:疼痛、乏力是骨质疏松常见的症状,以腰背痛多见,也可表现为全身性骨痛,负重增加时疼痛加重或活动受限。

2. 脊柱变性、身长缩短:常见于椎体压缩性骨折,严重者可出现身长缩短、驼背等脊柱畸形,驼背特点呈弧形,进行性加重。

3. 骨折:骨折是原发性骨质疏松症最常见和最严重的并发症,又称脆性骨折,常见部位为脊柱、髋部和前臂,其中髋部骨折经常出现预后不良。发生过一次脆性骨折后,再次发生骨折的风险明显增加。

4. 并发症:胸、腰椎压缩性骨折,脊椎后弯,胸廓畸形,以上情况会使肺活量和最大换气量显著减少,导致患者出现胸闷、气短、呼吸困难等症状。骨折长期卧床会加重骨丢失,患者常因感染、心血管疾病或慢性器官衰竭而死亡。

5. 影响生活质量:会导致恐惧、焦虑、抑郁等心理异常,从而影响患者的生活质量。

八、日常生活中骨质疏松症有哪些表现？

65岁以上的妇女中约有25%罹患骨质疏松症。妇女更易出现骨质疏松的原因是女性骨架及骨质量较男性少、怀孕生产消耗过多、更年期后的雌激素分泌停止等。骨质疏松症之后，骨折随时可能发生，如咳嗽喷嚏、弯腰拾物时。还会出现腰酸背痛、驼背、脊椎或关节变形、行动能力受限等其他症状。患骨质疏松的老年人更易跌倒，容易造成脊椎骨、股骨、腕骨的骨折。脊椎骨骨质流失再加上跌倒骨折易导致脊椎驼背变形；股骨骨折的高龄患者，由于长期卧床，容易出现其他并发症（如肺炎、血栓形成或栓塞）而死亡；腕骨骨折后常会影响手部活动的灵活性。

九、什么是脆性骨折？

脆性骨折也叫骨质疏松性骨折，是指在受到轻微创伤或日常活动即可发生的骨折，常见的有椎体骨折、股骨颈骨折和Colles骨折，是骨强度下降的最终体现。只要出现了脆性骨折，不论骨密度结果如何均可诊断为骨质疏松。

十、骨质疏松症有什么严重后果?

脆性骨折是骨质疏松症的严重后果,脆性骨折会导致病残率和死亡率增加,危害极人。如出现髋部骨折后1年内,因各种并发症死亡者达20%,存活者中致残率约50%,生活无法自理,生活质量明显下降,造成沉重的家庭、社会和经济负担。

十一、"腰酸背疼"是骨质疏松症吗?

骨质疏松症的病人一般会出现不同程度的腰背酸痛,但腰背酸痛并非都是由骨质疏松症引起的。一般而言导致"腰背酸痛"的原因多样,如:脏器的牵扯痛、心肌缺血导致的左侧胸痛、肾炎导致的腰酸痛、软组织挫伤引起相应部位的酸痛、妇科盆腔炎导致的腰酸痛等。骨质疏松症所致的腰背酸痛疼痛范围较广泛,卧床休息后疼痛会减轻,负重运动会使疼痛加重。当出现"腰背酸痛"等不适,应及时就医进行鉴别诊断,能及时给予针对性治疗。

十二、诊断骨质疏松症的辅助检查有哪些?

临床诊断的基本依据是详细的病史和体检,需要排除甲状旁腺功能亢进、库欣综合征、血液系统疾病,以及原发或转移性骨肿瘤等疾病引起的继发性骨质疏松症,通过骨密度(BMD)的测量、X线、CT及磁共振(MRI)等方法检查才能诊断为原发性骨质疏松症。

1. 骨密度检查:骨密度是骨骼强度的重要指标,指单位体积(体积密度)或单位面积(面积密度)所含的骨量,反映骨质疏松程度,是预测骨折危险性的重要依据。骨密度以克每平方厘米为单位,是一个绝对值。临床最常用的测量方法有双能X线骨密度仪(DXA),可用于骨质疏松症的诊断、骨折风险性预测和药物疗效评估,是流行病学研究常用的骨骼评估方法,也是国际学术界公认的诊断骨质疏松症的金标准。

2. X线片:通过X线可发现骨的密度、皮质、骨内膜等骨组织形态结构的改变,是一种对骨质疏松所致骨折进行定性和定位诊断的较好方法。

3. 实验室检查:外周血、尿常规、肝肾功能、血糖、血钙、磷和碱性磷酸酶等作为对病情的基本判断。为与其他疾病进行鉴别,可酌情完善血沉、性腺激素、25-羟维生素D、甲状旁腺激素、甲状腺功能等检查。

4. 骨转换生化指标:即骨组织代谢产物的检测,如骨形成标志物(如血清碱性磷酸酶、骨钙素、骨碱性磷酸酶、1型原胶原C-端前肽及N-端前肽)、骨吸收标志物(如空腹2小时的尿钙/肌酐比值、血清1型胶原交联C-末端肽、尿吡啶啉等)。通过测定骨转换生化指标有助于判断骨转换类型、骨丢失速率、骨折风险评估、了解病情进展及干预措施的选择。

十三、诊断骨质疏松症的骨密度标准是什么?

双能X线骨密度仪(DXA)检测的骨密度水平用T值表示,T值=(实测值-同种族同性别健康青年人峰值骨密度)/同种族同性别健康青年人峰值骨密度的标准差。对于绝经后的女性、年龄≥50岁的男性,参照世界卫生组织推荐的骨质疏松症的诊断标准:T值≥-1.0为正常,-2.5<T值<-1.0为骨量减少,T值≤-2.5为骨质疏松症,骨质疏

松症伴有一处或多处骨折时为严重骨质疏松症。对于儿童、绝经前女性和≤50岁的男性,骨密度水平用Z值表示,Z值=(骨密度测定值–同种族同性别同龄人骨密度均值)/同种族同性别同龄人骨密度标准差,Z值>–2.0为正常,Z值≤–2.0为低于同年龄段预期范围或低骨量。

十四、骨质疏松症的诊断标准是什么?

骨质疏松症的诊断标准需符合以下三条中的任意一条:

1. 髋部或椎体脆性骨折。

2. DXA测量的中轴骨骨密度或桡骨远端1/3骨密度的T值≤–2.5。

3. 骨密度测量符合低骨量(–2.5<T值<–1.0)加上肱骨近端、骨盆或前臂远端脆性骨折。

十五、如何自我检测是否患有骨质疏松症?

目前,自我评判是否患有骨质疏松症的首选方法是一分钟自我测试表,它是全球统一的骨质疏松症快速自

我评价标准,由国际骨质疏松症基金会(IOF)制定,是检测自身骨骼健康的有效方法。该表的具体内容如下:

1. 父母是否曾被诊断有骨质疏松症或曾在轻微碰撞或跌倒后骨折?

2. 父母中是否一人有驼背?

3. 年龄是否大于40岁?

4. 是否成年后因为轻摔发生骨折?

5. 是否经常摔倒(去年大于1次),或因为身体较虚弱而担心摔倒?

6. 40岁后身高是否减少大于3 cm?

7. 是否体重过轻(BMI小于19 kg/m²)?

8. 是否曾服用类固醇激素(如可的松、泼尼松)连续超过3个月?

9. 是否患有类风湿关节炎?

10. 是否被诊断出有甲状腺功能亢进症或甲状旁腺功能亢进症、1型糖尿病、克罗恩病或乳糜泻等胃肠疾病或营养不良?

11. 女士回答:是否在45岁或之前停经?

12. 女士回答:除了怀孕、绝经或子宫切除外,是否曾停经大于12个月?

13. 女士回答：是否在50岁前切除卵巢又没有服用雌/孕激素补充剂？

14. 男性回答：是否出现过阳痿、性欲减退或其他雄激素过低的相关症状？

15. 是否经常大量饮酒，每天饮用超过2个单位的乙醇（相当于啤酒500克、葡萄酒150克或烈性酒50克）？

16. 目前是否习惯吸烟，或曾经吸烟？

17. 每天运动量小于30分钟（包括做家务、走路和跑步等）？

18. 是否不能使用乳制品，有没有服用钙片？

19. 每天从事户外活动时间是否小于10分钟，有没有服用维生素D？

如果测试者有任何一个问题的答案为"是"，就表明有患骨质疏松症的危险，建议进行骨密度检查或骨质风险预测工具风险评估。

如果测试者患了骨质疏松症，须正确对待，接受专业医生的系统治疗。要注意安全，防止跌到，以预防骨折发生。

十六、哪些人需要行骨密度测量检查?

诊治骨质疏松症的骨密度测定指征包括以下9条,具有任何一条者,建议行骨密度测定:

1. 女性≥65岁,男性≥70岁。

2. 女性<65岁,男性<70岁,有≥1个骨质疏松危险因素者。

3. 有脆性骨折史的成年人。

4. 各种原因引起性激素水平低下的成年人。

5. X线影像已有骨质疏松改变者。

6. 接受骨质疏松治疗、进行疗效监测者。

7. 患有影响骨代谢疾病或使用影响骨代谢药物史者。

8. 国际骨质疏松基金会(IOF)骨质疏松风险一分钟测试回答结果阳性者。

9. 亚洲人骨质疏松自我筛查工具(OSTA)结果≤-1者。

十七、导致老年人跌倒的主要危险因素有哪些?

1. 环境因素:光线昏暗、地面障碍物、地毯松动、卫生间缺乏扶手和地面湿滑。

2. 自身和健康因素:高龄、缺乏运动、平衡能力差、视力异常、感觉迟钝、肌少症、既往跌倒史、神经肌肉疾病、步态异常、心脏疾病、直立性低血压、抑郁症、精神和认知疾患、药物(如安眠药、抗癫痫药及治疗精神疾病药物)等。

十八、骨质疏松症的患者在日常生活上应注意什么?

1. 生活方式调整:保持健康的生活方式,包括加强营养,均衡膳食。多吃牛奶、蛋类、鱼类、豆制品等含钙高的饮食食物,女性绝经后应注意补充植物雌激素,如大豆异黄酮等。规律运动,防止跌倒;加强室外活动,多晒太阳、增加日照,使维生素D的来源充足,有利于钙吸收。戒烟、限酒,避免过量饮用咖啡及碳酸饮料。

2. 预防跌倒和骨骼保护:60岁以上的老人约30%每

年至少发生1次跌倒,跌倒发生的次数随着年龄增大逐渐增加,因此老年人预防跌倒很有意义。髋部保护器的使用能减少老年人髋部骨折的发生,有骨折危险的老年人应佩带。

3. 慎用药物:应慎用影响骨质代谢的药物,如利尿剂、甲状腺激素、糖皮质激素等。

十九、骨质疏松症的患者应选择何种运动方式?

运动不仅可增强肌力与肌耐力,改善平衡、协调性与步行能力,还能改善骨密度、维持骨结构,降低跌倒与脆性骨折的风险。骨质疏松症患者可选择的运动方式有:

1. 负重的有氧运动,如慢跑、散步、跳舞、爬楼梯、园艺劳动等,这类运动可锻炼下肢及脊柱下部的骨骼,减少骨骼矿物质的流失,更适合患有严重骨质疏松症的患者及骨折恢复期的患者。

2. 柔韧性、平衡和灵活性训练,如太极拳、舞蹈等,能增加关节的活动度,有助于身体平衡,并防止肌肉损伤,同时有助于保持体形。伸展运动应该在肌肉充分活动后缓慢温和地进行,注意少做躯干屈曲、旋转动作,应避免过度弯腰,以免发生压缩性骨折。

3. 力量训练包括器械训练,以较轻承重为主的渐进抗阻运动(适于无骨折的骨质疏松症患者),如负重练习。可增强上臂和脊柱的力量,还能延缓骨质疏松症的进展。另外,游泳等水中有氧运动同样有益于身体健康。

运动需遵循个体化、循序渐进、长期坚持的原则。

二十、常用治疗骨质疏松症的药物有哪些?

1. 钙和维生素D:适量的钙剂补充对任何类型骨质疏松均有效,充足的钙摄入对获得理想骨峰值、减缓骨丢失、改善骨矿化和维护骨骼健康有益,推荐每日元素钙摄入量800～1200 mg,我国营养学会推荐绝经后妇女和老年人每日钙摄入量为1000 mg,应注意选择安全有效的钙制剂,高钙血症和高钙尿症时应避免使用钙剂,目前常用的钙剂是碳酸钙D_3片。推荐成人每日维生素D摄入量为400 IU(10 μg);65岁及以上老年人每日维生素D摄入推荐剂量为600 IU(15 μg),合并骨质疏松的患者剂量建议为800～1200 IU(20～30 μg)/d,对于老年人及伴有肝肾功能不全的人群更推荐活性维生素D制剂。

2. 骨吸收抑制剂：常用的有双膦酸盐、降钙素、雌激素等。

（1）双膦酸盐：能抑制骨吸收，减少骨丢失，是抗骨质疏松的首选药物，常用的有阿仑膦酸钠、唑来膦酸、利塞膦酸钠等。口服制剂应空腹服药，饮用纯净水200～300 mL送服药物，服药后取坐位或站立位至少30～60分钟，避免平躺和进食。也可使用双膦酸盐静脉制剂如唑来膦酸，5 mg静脉滴注，至少15分钟以上，每年1次，使用前应充分水化。双膦酸盐使用疗程一般为3～5年，使用3～5年后应考虑药物假期。该类药物总体安全性较好，但使用期间可能出现胃肠道反应、"流感样"症状、肾脏毒性、下颌骨坏死、非典型股骨骨折，故使用时应密切监测患者不良反应。

（2）降钙素类：主要作用是抑制破骨细胞功能，减少骨丢失并增加骨量，能缓解骨质疏松及骨折引起的骨痛。目前临床制剂主要为鲑鱼降钙素和鲑鱼降钙素类似物，常皮下或肌注鲑鱼降钙素，每日50 IU或隔日100 IU。总体安全性好，少数患者出现面部潮红、恶心等不良反应，偶有过敏反应。

（3）性激素：主要用于绝经后骨质疏松症的预防和治

疗,可降低骨质疏松相关性骨折风险,效果可靠,包括雌激素和孕激素补充疗法。该方法有利有弊,应使用最低有效剂量,治疗期间定期检查子宫和乳房。

3. 骨形成促进剂:甲状旁腺激素是调节、维持机体钙平衡的主要激素,有促进成骨细胞及骨矿化的作用,能刺激成骨细胞活性,促进骨形成,增加骨密度,降低椎体和非椎体骨折的发生风险。常用药物如特立帕肽,目前我国推荐20 μg/d大腿或腹部皮下注射,使用时间不超过2年,病人终身仅可接受一次为期2年的治疗。常见不良反应为恶心、肢体疼痛、头痛及眩晕等。

4. 其他机制类药物:有活性维生素D及其类似物、维生素K_2类、锶盐等,可与其他抗骨质疏松药物联合应用,有提高骨密度,减少跌倒,降低骨折风险的作用。活性维生素D及其类似物更适用于老年人、肾功能减退以及1α-羟化酶缺乏或减少的患者。

二十一、单纯补钙能治疗骨质疏松症吗?

骨质疏松症是一种骨量减少、易骨折的全身代谢性骨骼疾病。女性从更年期开始,卵巢功能衰退、雌激素骤

然减少,会加速骨量丢失、造成骨质疏松症;老年人由于
肾功能等全身脏器功能减退,使体内活性维生素D缺乏,
对钙的利用率下降,骨量减少,导致骨质疏松症。骨质疏
松症主要是骨钙代谢紊乱,且我国人群钙摄入量不足,每
日平均钙摄入量仅为400~500 mg。补钙在骨质疏松症
的预防和治疗中起到相当重要的作用,但仅靠单纯补钙
不能治疗骨质疏松症。骨质疏松症的治疗需要培养和坚
持良好的生活习惯,合理配膳、均衡营养,增加钙足够的
摄入,戒烟、限酒等,增加户外活动、接受合理阳光照射、
科学健身,同时足量补充钙和维生素D,根据骨质疏松症
的程度在医生指导下服用抑制骨吸收和(或)促进骨形成
的药物,监测骨密度、骨钙和血钙浓度。

二十二、预防骨质疏松,为什么要同时补充钙和维生素D?

　　骨组织的代谢非常旺盛,是一个动态变化过程,钙和
维生素D参与了骨的吸收和形成过程。当骨质流失速度
超过骨质形成速度,出现骨代谢失衡就导致了骨质疏松。
钙是构成骨骼的主要成分,适量补充钙剂可改善骨密度,

我国推荐成人每日钙摄入量为800 mg(元素钙),≥50岁人群每日钙推荐摄入量为1000~1200 mg。维生素D及其代谢物的主要生理作用是促进钙和磷在肠道中吸收,并抑制甲状旁腺素释放,维持血钙和磷水平正常,保证骨骼健康和神经肌肉功能正常。充足的维生素D帮助维持正常的钙平衡,减少骨转换失衡和骨丢失加速,补充活性维生素D可能有提高骨密度、改善肌肉功能和平衡能力,降低老年人跌倒和骨折的风险。我国人群普遍存在维生素D不足的情况,用于骨质疏松防治时,建议维生素D的摄入剂量为800~1200 IU(20~30 μg)/d,使用时应定期监测血钙和尿钙浓度,如果伴有肝肾功能不全,可使用活性维生素D,临床上常用的有阿法骨化醇或骨化三醇。只有同时补充钙剂和维生素D,结合抗骨质疏松药物才能有效防治骨质疏松症。

二十三、双膦酸盐类药物在防治骨质疏松中的作用?

双膦酸盐类药物是防治骨质疏松的一线推荐药物,也是目前临床上广泛应用的抗骨质疏松的药物,目前常用的药物包括阿仑膦酸钠、唑来膦酸、利塞膦酸钠、伊班膦酸钠、依替膦酸二钠和氯膦酸二钠等。双膦酸盐与骨骼羟磷灰石的亲和力高,能特异性结合到骨重建活跃的骨表面,抑制破骨细胞功能、抑制骨吸收、减少骨质流失,起到预防和治疗骨质疏松的作用。

二十四、判断骨质疏松症患者骨折的常用影像学检查有哪些?

骨质疏松症患者的影像学检查包括 X 线、双能 X 线吸收检测法(DXA)、定量超声、磁共振成像和定量计算机断层照相术(QCT)。其中 X 线简便价廉,可明确显示椎体骨骨小梁稀疏、骨皮质变薄和压缩性骨折等征象,可作为椎体骨折危险人群的筛查方法和判定骨质疏松症患者椎体压缩性骨折首选的检查方法。

二十五、如何进行骨质疏松症疗效的判断?

判断骨质疏松治疗有效需符合以下几点:

1. 骨密度稳定或增加,且无新发骨折。

2. 使用抗骨吸收药物者,骨转换指标应不高于绝经前女性或35~45岁健康男性中位数水平。

3. 使用促骨形成药物者,骨形成标志物显著增加。

4. 接受治疗期间再发骨折或骨丢失严重的患者考虑替代方案或再次评估继发性骨质疏松病因。

5. 治疗期间出现2次或以上脆性骨折认为治疗失败。

二十六、如何预防骨质疏松症?

骨质疏松症已被世界卫生组织列为第二大危害人类健康的疾病,仅次于心血管疾病,且骨质疏松症的病理改变是不可逆的,因此预防比治疗更重要。以下方法是通过调整生活方式达到预防骨质疏松的目的。

1. 合理饮食:人体需要每日从饮食中摄入足量的钙和维生素D。老年人每天钙的摄入量应不少于800~1000毫克,含钙高的食物包括各种奶制品、豆制品、绿叶蔬菜等,富含维生素D的食品有禽类、蛋类、动物肝脏等。

2. 多晒太阳:人体90%的维生素D是依靠阳光中的紫外线照射后,通过自身皮肤合成的。一般建议每天日照的时间不低于30分钟,日照方式要选择阳光直射,不能间隔例如玻璃等对紫外线反射能力较强的物体,否则将被视为无效,针对本地区冬天天气比较寒冷,日照时间相对较少,一般不提倡勉强户外日光浴,所以要在医生的指导下使用相应的药物来弥补因缺少日光照射而造成的维生素D摄入量不足。

3. 改变不良的生活习惯:脑力劳动工作者在工作的过程中运动量相对较少,所以脊柱的骨质疏松症的可能性就会增加,针对此类人群,建议多进行协调性较强的运动。对于嗜烟嗜酒的患者,建议节制烟酒。对于厌食偏食的患者建议改变饮食结构从而增加食物的营养均衡性等。不良的生活习惯的改变,在骨质疏松症的预防和治疗中占有很重要的比重。

4. 适量运动:户外运动是骨质疏松症患者主要的运动形式,在运动形式的选择上提倡骨质疏松症患者进行持续的低强度运动,例如:太极拳、散步、节奏较舒缓的交谊舞等,运动强度不宜过大,运动时间不宜过长。

5. 预防跌倒:由于骨质疏松症病人不同程度的骨痛以及其他原因,造成所在部位的肌肉萎缩无力或肌肉的协调性不好,导致正常生活中骨质疏松症患病人群较健康人群更容易跌倒,而跌倒正是发生骨质疏松性骨折的一个很重要的诱因。所以增加肌肉的力量,预防跌倒成为预防骨质疏松性骨折重要的一部分。一般除了采用适当的体育运动来增加肌肉的协调性外,还需要医生来指导健康教育并进行药物干预。

6. 调节心情:压力过重会导致酸性物质的沉积,影响代谢的正常进行。适当地调节心情和自身压力可以保持弱碱性体质,从而预防骨质疏松症的发生。

7. 定期检测骨密度:40岁以上的人群应定期进行骨密度检测,绝经后的女性更应该重视此项检查。

二十七、骨质疏松症的三级预防是什么?

一级预防:无病防病,应从儿童、青少年做起。合理膳食,多吃含钙、磷的食物。坚持科学的生活方式,如坚持体育锻炼,多接受日光浴,不吸烟,少喝咖啡、浓茶及含碳酸饮料,少吃糖、食盐、动物蛋白,晚婚、少育、哺乳期不宜过长,尽可能保存体内钙质,丰富钙库,将骨峰值提高到最大值是预防生命后期骨质疏松症的最佳措施。

二级预防:早诊断、早治疗,主要对象为中年人群,尤其绝经后妇女。此时期应每年进行一次骨密度检查,对骨量快速减少的人群,应及早采取防治对策。国外学者主张在妇女绝经后3年内即开始长期雌激素替代治疗,同时坚持长期预防性补钙,强调活性维生素D的使用,同时注意积极治疗与骨质疏松症有关的疾病,如糖尿病、类风湿性关节炎、脂肪泻、慢性肾炎、甲亢、骨转移瘤、慢性肝炎、肝硬化等。

三级预防:对骨质疏松症患者进行康复治疗,防止进一步出现并发症。积极进行抑制骨吸收、促进骨形成的药物治疗,加强防摔、防碰、防绊等措施。对中老年骨折患者应积极手术,实行坚强内固定、早期功能锻炼、体疗、理疗、心理治疗、营养、补钙、止痛、促进骨生长、遏制骨丢失、提高免疫功能及整体素质等综合治疗。

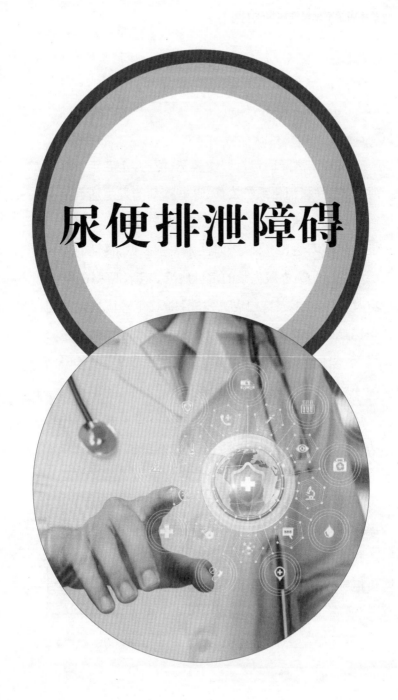

尿便排泄障碍

尿便排泄障碍包括尿便失禁、便秘，是老年人群常见的泌尿、消化系统疾病，这些疾病的发生随着年龄增长而增加。其中，尿失禁在80岁及以上老年女性中患病率达32%，以压力性尿失禁多见，良性前列腺增生则是男性尿失禁的常见病因。慢性便秘在60岁及以上老年人群中也高发，且随着年龄增加发病率也显著增加。慢性便秘严重时可导致尿潴留、尿失禁、粪便嵌塞、肠梗阻和溃疡、急性认知功能障碍等一系列并发症，可加重或诱发肠道肿瘤、阿尔茨海默病、心脑血管等疾病，严重影响心、脑及周围循环功能，尿便失禁及便秘虽然不直接威胁生命，但严重影响老年人的生活质量，造成其身体和精神上的痛苦，给家庭和社会带来沉重的经济负担和医疗压力。提前预防、及早治疗能大大减轻患者的痛苦，降低严重并发症的发生概率，减轻家庭和社会的经济、医疗负担。

一、什么是尿失禁?

尿失禁指尿液不自主地经尿道口流出,排尿不受意识控制或失去意识控制,是一种多发常见病和多因素综合征,可以发生于各个年龄阶段,患病率随着年龄增长而增加,在老年人尤其高龄老人中更常见。引起尿失禁的原因很多,当尿液的储存和排泄过程中任一环节受到干扰,就会出现尿失禁,如咳嗽、打喷嚏时会漏尿,或者当一有尿意没到厕所就流出来了,或当排尿困难、尿排不出时尿液在本人不知道的情况下自行溢出等情况都属于尿失禁。尿失禁可引起许多并发症,同时常使患者因排尿困难感到窘迫、耻辱、抑郁引发一系列的心理问题,严重影响老年人的日常生活、社会功能和整体生活质量,给他们的生理、心理都带来极大的困扰。

二、引起尿失禁的原因有哪些?

引起尿失禁原因有很多,可分为疾病因素和非疾病因素,疾病因素中以泌尿系统疾病最常见,其他引起腹腔内压力升高的疾病也可导致尿失禁。

1. 疾病因素：

(1)神经系统疾病：脑动脉粥样硬化、颅内肿瘤、脑梗死、脑出血、多发性硬化症、癫痫、帕金森病以及脊髓损伤等都可以导致尿失禁。

(2)泌尿系统疾病：由外伤或者手术引起的膀胱颈和尿道括约肌损伤；女性尿道口异位、膀胱阴道瘘等泌尿系统的先天性疾病；前列腺增生、前列腺肥大、膀胱结石、膀胱癌、膀胱炎等疾病也可引起尿失禁。

(3)消化系统疾病：常见于消化系统肿瘤病变压迫膀胱或输尿管导致的尿失禁。便秘、肠道功能紊乱也可导致尿失禁。

(4)内分泌疾病：如糖尿病，引起严重的周围神经损伤时，导致膀胱处于麻痹状态，膀胱逼尿肌不能收缩排尿就会出现尿失禁。雌激素水平下降与女性压力性尿失禁相关。

(5)其他系统疾病：如慢性咳嗽、子宫切除术后均可导致压力性尿失禁。

2. 非疾病因素：尿失禁的发生与年龄、遗传和种族相关，此外，女性多次分娩、肥胖致使盆底肌松弛或功能退化也可引起尿失禁。吸烟、体育运动与尿失禁的关系目前尚缺乏足够的循证医学证据。

三、老年男性和老年女性尿失禁最常见的病因分别是什么？

良性前列腺增生是男性尿失禁的常见病因。当年龄超过50岁，如若出现排尿习惯改变，如夜尿次数增多2~3次以上，或出现尿频、尿急不能忍、排尿等待、尿流细弱分叉、尿湿内裤等症状，就可能是患上了良性前列腺增生问题。

女性随着年龄增加，身体逐渐老化，尿道和膀胱周围的支持韧带和肌肉松弛、尿道括约肌功能退化、膀胱受到刺激或损伤，均可以引起尿失禁。此外，女性在生育过程中导致的盆底损伤也会引起尿失禁。

四、尿失禁常见的临床表现有哪些？

尿液不受主观控制而自尿道漏出、点滴溢出或流出。根据临床表现将尿失禁分为轻、中、重度三个程度。①轻度：仅在咳嗽、打喷嚏、大笑、拾重物等腹内压明显增加时出现尿溢;②中度:在走路、站立、轻度用力等腹内压升高不明显时即出现尿失禁;③重度:无论直立或卧位都可发生尿失禁,无论有无腹内压升高。

五、尿失禁的分类有哪些?

1. 根据症状表现形式不同分为以下四种类型:

(1)持续性尿失禁:即真性尿失禁,尿道阻力完全丧失,尿液持续从膀胱中流出,膀胱内无法储存尿液,膀胱呈持续空虚状态,基本完全丧失正常排尿的能力。常见于神经源性、手术或外伤等因素引起的膀胱颈和尿道括约肌的损伤,也可见于尿道口异位和女性膀胱阴道瘘等先天性疾病。

(2)充溢性尿失禁:即假性尿失禁,由于膀胱过度充盈而导致尿液不断溢出,因膀胱功能完全失代偿而呈慢性扩张状态,并且尿液从未完全排空。常见于下尿路有较严重的机械性(如前列腺增生)或功能性梗阻引起的慢性尿潴留。

(3)急迫性尿失禁:通常患者在尿液自主流出时有强烈尿意感和迫不及待排尿感,流出的尿量较多,多伴有下腹部胀痛,严重的尿频、尿急等膀胱刺激症状;多见于部分性上运动神经元病变或急性膀胱炎等疾病。

(4)压力性尿失禁:指当腹压突然增加(如咳嗽、打喷嚏、大笑、屏气、跑步)时,尿液不经意自尿道流出,正常情况下能够自行控制排尿。多见于女性,尤其是有多次分娩史或产伤史的女性。

2.根据持续时间长短以及疾病是否可逆可分为暂时性尿失禁和持续性尿失禁。暂时性尿失禁多因疾病使患者一过性神志不清所致,或因体力、活动受限不能及时排尿,或因感染、药物和其他因素(如饮水过多、利尿药使用等)导致的多尿症状。永久性尿失禁是指纠正暂时性尿失禁的确切原因后,尿失禁仍持续存在。下尿路疾病持续性尿失禁是常见病因,如,膀胱过度活动、良性前列腺增生、前列腺癌和尿道狭窄等。其他系统疾病(如,帕金森病、糖尿病等)支配膀胱的神经受损、逼尿肌活动低下也可出现持续性尿失禁。

老年人永久性尿失禁常是由多因素造成的,通常表现为混合性尿失禁。充溢性尿失禁多见于男性,多与前列腺有关;而压力性尿失禁、急迫性尿失禁则多见于女性患者;真性(神经源性)尿失禁则在两者中均可见。

六、出现尿失禁后应该如何处理？

很多老年人出现尿失禁后常羞于启齿，给自己的生活带来极大不便，也给心理造成极大伤害。首先要正确认识尿失禁是一种随年龄增加容易出现的疾病，大多老年人都不同程度存在，应积极就医，进行必要的检查和诊断、查明病因，配合医生积极治疗，同时要进行必要的锻炼，改变不良的生活方式，提高治疗效果。

尿失禁的治疗主要是改善尿液不自主排出的症状。其治疗方法主要是训练肌肉或膀胱、药物治疗、积极控制原发病，必要时可行手术治疗，同时要加强家庭护理及饮食支持治疗。家庭护理方面要预防皮肤破溃及感染，可以采用护理垫以减少尿液对皮肤的侵蚀并避免交叉感染；施行导尿的患者要避免感染。在饮食支持上应保证足够的能量摄入，如进食高热量、高蛋白、高维生素、清淡易消化的食物，增强机体抵抗力更好地抵御疾病。同时应保证每天摄入足够的液体避免泌尿系统感染，睡前则限制饮水以减少夜间尿量和夜尿频次，避免影响患者休息。

七、什么是下尿路症状?

下尿路症状不是一种独立的疾病,是有关下尿路即膀胱、尿道和(或)前列腺的综合征,包括储尿期、排尿期和排尿后症状。可分别表现为尿频、尿急、尿失禁及夜尿次数增多;排尿困难、尿流变细、间断排尿及排尿不尽、尿后滴沥等症状。下尿路的任何部位如膀胱、前列腺、尿道及尿道外括约肌等出现功能或器质性病变都会引发下尿路症状。如前列腺增生、尿路感染、下尿路结石、泌尿系肿瘤及尿道狭窄等疾病都可以导致下尿路症状;此外,一些心血管、呼吸系统疾病和肾功能不全也可以引发下尿路症状。

八、下尿路症状将对患者生活造成哪些影响?

出现下尿路症状可严重影响患者的生活质量,给日常生活带来诸多不便,尿频、尿急等症状常会限制患者的活动范围,影响其日常的社交活动;频繁的夜尿使患者睡眠质量下降,且增加跌倒和髋部骨折的风险;长期症状的困扰可使患者抑郁、焦虑。

九、什么是良性前列腺增生症？

良性前列腺增生是一种引起中老年男性排尿障碍最常见的良性疾病，是引起下尿路症状最常见的病因，主要表现为下尿路症状，50岁以上的男性多见，与双氢睾酮的雄性激素过多有关，明显影响患者的体力活动和社交能力，影响生活质量。

十、正常前列腺的部位和结构是什么样的？

前列腺是男性特有的生殖系统的附属腺，具有内外双重分泌功能，位于膀胱下面，包绕着连接膀胱的近端尿道，中间有尿道穿过，所以前列腺出现问题，排尿首先受影响。正常前列腺的形状和大小均似稍扁的栗子（重约20 g），上端宽大，下端尖细，体的后面较平坦，贴近直肠，其大小、功能与自身的雄激素息息相关。随着年龄增加，腺组织逐渐退化、结缔组织增生形成了前列腺增生。

十一、导致良性前列腺增生的病因有哪些?

良性前列腺增生的病因尚不明确,目前普遍认为年龄增长和有功能的睾丸是本病发生的主要因素。其他病因还包括雄激素、雄激素与雌激素相互作用、雄激素与前列腺间质-腺上皮细胞的相互作用、炎症、生长因子、神经递质、遗传因素等。

十二、良性前列腺增生症有哪些临床症状?

良性前列腺增生的早期症状不典型,随着下尿路梗阻加重症状逐渐明显。最早出现夜尿次数增多;随后出现尿急、不能憋尿的储尿期症状;随着病情加重出现排尿不尽、尿线开叉、尿等待、排尿间断、尿流细弱、尿痛、尿后滴沥等排尿期症状,其中进行性排尿困难是前列腺增生最主要的症状。由于增生的前列腺体积增大,压迫膀胱和尿道,使排尿困难、尿道阻力增大,可以出现慢性尿潴留,如长期下尿路梗阻可引起尿液返流至输尿管和肾脏,造成尿路积水和肾功能损害。因前列腺癌与其症状非常相似,故一旦发现排尿习惯改变,应及时到专科就诊排出前列腺癌的可能。

十三、良性前列腺增生可导致哪些并发症?

1. 急性尿潴留:由于前列腺增生使尿道受压变形出现长期慢性梗阻症状,当增生加重或合并泌尿系感染会引起尿道梗阻、无法排尿。

2. 泌尿道感染:由于尿道持续梗阻使尿液排出不畅、尿液残留在膀胱腔内,冲刷尿道清洁作用减弱,同时出现细菌逆行,引起反复尿路感染。

3. 膀胱憩室、膀胱结石:通常在尿路通畅的情况下,膀胱一般不会出现结石,但当存在前列腺增生时情况就发生了改变。

4. 肾积水、肾功能衰竭:前列腺增生后尿道延长、受压变形、狭窄,使尿道阻力增加、膀胱内压力升高,膀胱需要用力才能将尿液排出,久而久之使膀胱逼尿肌肥厚。长时间梗阻会使残余尿增多、膀胱肌肉缺血缺氧、膀胱腔扩大,膀胱腔内的尿液最后会返流至输尿管、肾盂,引起肾积水,甚至尿毒症。

5. 血尿:前列腺增生的患者出现尿潴留行导尿时,一次性导出尿液过多使膀胱内压力急剧下降时会出现血尿；同时，前列腺增生的患者合并尿路感染及膀胱结石等情况也可导致血尿的出现。

6.痔疮、疝气：由于尿道梗阻使患者出现排尿困难，排尿时需用力和憋气增加腹腔内压力使尿液排出。因经常用力可能使肠从腹壁薄弱的地方突出来形成疝；腹腔压力增加，使肛周静脉回流受阻，出现肛周静脉曲张，形成痔疮。

十四、医院有哪些方法可以诊断前列腺增生？

医院常用的检查方法分为常规检查和特殊检查：

常规检查包括：

1.肛门指诊检查：可触摸到增大的前列腺，简单、直接、经济，但有不适感。

2.血清前列腺特异性抗原PSA：辅助临床诊断或排除前列腺癌，可辅助临床治疗方案的制定。

3.直肠彩超检查：将超声探头经过肛门插入直肠，从直肠内显示前列腺和膀胱的形状、大小，可详细评估前列腺和膀胱，但有创伤性，需要做清洁肠道准备。

4. B型超声检查:腹部超声检查可以确定前列腺和膀胱的状况,可诊断前列腺癌的发生,但不能准确测量前列腺的大小。

5. 尿常规:明确是否有血尿、蛋白尿、脓尿及尿糖等。

特殊检查包括:

1. 肾功能检查:当患者合并慢性尿潴留或肾积水时应行该检查,以明确有无肾功能损害。

2. 膀胱镜检查:当下尿路症状与前列腺体积不符合,或伴有肉眼血尿时,应行此项检查排除膀胱肿瘤等疾病。

3. 残余尿测定:通过向尿道中插入一根导尿管或借助超声来确定,用来判断前列腺增大和膀胱机能障碍的程度。

4. 尿流动力学检查:将尿液排入一个与计算机相连接的储尿器,测量排尿的尿量和持续时间,以图表形式来反映泌尿功能情况,判断前列腺增生是否造成尿流受阻。

5. 必要时可行下尿路的内腔镜检查等。

通常临床工作中该病的诊断主要靠病史、直肠指诊及B超检查,必要时可行膀胱镜检查,可进一步了解有无上尿路扩张、神经性膀胱功能障碍及糖尿病所致的周围神经炎等情况,治疗方案的制定需要评估全身情况后再制定。

十五、治疗前列腺增生常用的药物有哪些?

使用抗前列腺增生药物的近期目标在于缓解症状,长期目标是延缓疾病进展,在保障患者较高生活质量的情况下将药物副反应降到最低。目前临床上常用的药物有以下几种:

1. α肾上腺素能受体阻滞剂:常用药物有特拉唑嗪、哌唑嗪、阿夫唑嗪、多沙唑嗪及坦索罗辛等,主要作用是松弛尿道、改善排尿障碍,适用于症状较轻、前列腺增生体积较小的病人,但此类药物常会引起头晕、头痛、无力以及直立性低血压,因此,老年人使用时应警惕直立性低血压的发生。

2. 5α还原酶抑制剂:常见药物有非那雄胺,此类药物能缩小前列腺体积,使用3个月后可获得最大疗效;其与降压药、降脂药、降糖药同时服用时无药物相互作用;同时还能预防和治疗前列腺引起的血尿,防止和减少经尿道前列腺电切术中术后出血。但此类药物会引起勃起功能障碍、性欲低下、男性乳房女性化等不良反应。

3. M受体拮抗剂：如托特罗定、索利那新。

4. 植物制剂以及中药等：可以暂时缓解症状，作用机理不十分清楚。

尽早使用药物治疗，能最大限度改善症状、提高生活质量，同时可延缓病情进展，减少副作用和并发症的发生。如经济条件允许，可联合用药以达到更好的治疗效果。

十六、良性前列腺增生在哪些情况需要手术治疗?

手术仍是前列腺增生的重要治疗方法，适用于有中、重度下尿路症状并已明显影响生活质量的良性前列腺增生的患者。当前列腺增生出现反复尿潴留、血尿、泌尿系感染、肾盂及输尿管积水伴或不伴肾功能不全、膀胱结石、合并大的膀胱憩室以及存在严重痔疮或脱肛等情况时建议采取手术治疗。经典的外科手术方法有经尿道前列腺电切术、经尿道前列腺切开术以及开放性前列腺摘除术。

十七、目前常用的治疗前列腺增生的微创手术有哪些?

常用的微创手术有:经尿道前列腺电汽化术、经尿道前列腺等离子双极电切术和经尿道等离子前列腺剜除术、微波治疗、激光治疗、经尿道针刺消融术和前列腺支架等方式。

十八、前列腺增生患者如何进行自我保健?

1. 清淡健康饮食,多吃瓜果蔬菜,少吃辛辣刺激的食物,戒酒。

2. 根据年龄和健康状况性生活适度,有尿潴留病史者最好节制。

3. 避免长时间憋尿,以免损害逼尿肌功能,导致病情加重。

4. 适当活动锻炼,经常做提肛肌锻炼,有助于增强机体抵抗力、改善前列腺功能。

5. 保持心情舒畅,切忌过度劳累。

6. 及时治疗泌尿生殖系统感染,积极预防尿潴留发生。

十九、尿失禁的治疗方法有哪些？

尿失禁可以采用多种方法治疗,可分为一般治疗、药物治疗、手术治疗、中医治疗以及其他治疗。

1. 一般治疗:主要针对轻度尿失禁,患者应适当控制饮水量、避免过量饮水,减少漏尿;同时可进行排尿训练(即双重排尿法,在每次排尿5分钟后再次排尿,有助于彻底排空膀胱)、膀胱训练(每次有尿意的时候尝试推迟10分钟,延长每次上厕所的时间)以及盆底肌肉锻炼(即凯格尔运动,想象与主动控制排尿一样收缩盆底肌肉,然后放松,如此反复)。

2. 药物治疗:药物治疗能较好地改善患者症状,但不能彻底治愈,停药后症状又会出现反复,对于急迫性尿失禁可采取药物治疗。常见的药物有以下几种类型:抗胆碱药(适用于急迫性尿失禁)、β_3受体激动剂(适用于急迫性尿失禁)、α受体阻滞剂(适用于充盈性尿失禁)、α受体激动剂(适用于压力性尿失禁)、雌激素(局部用药,可用于女性压力性尿失禁)、抗抑郁药等。

3. 手术治疗:对于尿失禁严重者或一般保守治疗(药物、膀胱及盆底肌肉锻炼等)无效者宜采取手术治疗。目前大多采用新型微创手术治疗,可以使病人得到最好的手术效果和更快的术后恢复。常见手术方式有:尿道中段吊带术、膀胱尿道悬吊术、注射填充剂治疗、人工尿道括约肌。

4. 中医治疗:部分中医药治疗可起到缓解症状的作用。

5. 其他:电刺激、尿道塞、子宫托、肉毒杆菌注射治疗等。

二十、尿失禁患者日常生活的注意事项有哪些?

1. 调整生活方式:改变一些生活方式以减轻尿失禁,如减肥、戒烟、戒酒、限制含咖啡因饮料摄入(如,茶、可乐、咖啡等)、避免食用辛辣以及酸性食物以减少对膀胱的刺激、改善便秘等。饮食清淡、规律饮水、多食瓜果蔬菜和含纤维素丰富的食物,以保持大便通畅。便秘引起的腹压增高容易诱发和导致尿失禁、引起盆腔器官脱垂。

2. 避免尿路感染:注意每日清洗外阴,保持局部皮肤干爽,勤换内裤。如出现尿失禁应及时更换内裤并清洁局部;若出现尿频、尿急、尿痛等症状应及时就医治疗。

3. 适当锻炼,劳逸结合:每日坚持盆底肌肉训练,同时进行适当的体育锻炼,如散步、太极拳等;并注意休息,避免过度负重和劳累。

二十一、什么是便秘?

便秘是指与粪便排出障碍有关的一组症状,是老年人群常见的消化系统疾病,表现为排便次数明显减少,每周排便次数少于3次,严重者长达2~4周才排便一次,无规律,粪便干硬、量少,伴排便困难,可由单个或多个病因综合引起。老年人过分用力排便时,可引起冠状动脉和脑的血流动力学改变,可诱发心绞痛、心肌梗死、昏厥、脑血管意外、动脉瘤或室壁瘤的破裂、心脏附壁血栓脱落、心律失常甚至猝死。用力排便时,腹腔内压升高可引起或加重痔疮,强行排便时损伤肛管、引起肛裂等其他肛周疾病。粪便嵌塞后会产生肠梗阻、粪性溃疡、尿潴留及大便失禁。便秘严重影响老年人的生活质量,造成精神和身体上的痛苦。

二十二、便秘分为哪几类?

通常情况下,便秘可分为急性便秘和慢性便秘,急性便秘多由急性疾病或情绪、饮食习惯的变化等引起,去除诱因多可缓解。而慢性便秘则是指便秘至少在6个月以上,主要由功能性和器质性因素导致,在老年人群中常见。

二十三、慢性便秘常见的病因有哪些?

1. 功能性便秘

(1)因进食量少、纤维素或水分摄入不足导致对结肠的刺激减少、肠蠕动减少。

(2)日常生活工作节律的改变以及情绪精神的变化导致排便习惯的改变,例如工作性质和时间的变化、工作紧张、生活节奏过快等。

(3)肠易激综合征导致结肠运动功能紊乱,患者可表现为便秘与腹泻交替。

(4)当腹肌及盆腔肌的张力不足时使排便推动力不足导致便秘。

（5）因长期滥用泻药形成药物依赖使便秘加重；另外，老年人体质较弱、活动较少，使肠蠕动减慢或肠痉挛均可致排便困难。

2. 器质性便秘

（1）因直肠与肛门病变引起肛门括约肌痉挛，或局部损伤撕裂排便障碍导致便秘。如痔疮、肛裂、肛周脓肿和溃疡、直肠炎等。

（2）当出现大量腹水、膈肌麻痹、系统性硬化症、肌营养不良等疾病时，因排便无力使大便在肠道停留时间延长。

（3）结肠完全或不完全性梗阻使排便受阻。例如：结肠肿瘤、Crohn病、先天性巨结肠症及其他各种原因引起的肠粘连、肠扭转、肠套叠等。

（4）腹腔或盆腔内其他部位肿瘤对肠管局部造成压迫（如子宫肌瘤、卵巢肿瘤）。

（5）其他全身性疾病导致内环境代谢紊乱使肠肌松弛、排便无力导致便秘。如尿毒症、糖尿病、甲状腺功能低下、脑血管意外、截瘫、多发性硬化、皮肌炎等。

（6）药物导致的便秘。如：吗啡类药、抗胆碱能药、钙通道阻滞剂、神经阻滞药、镇静剂、抗抑郁药以及含钙、铝的制酸剂等均可使肠道肌肉松弛引起便秘。

慢性便秘可由多种疾病引起,其中大部分是功能性疾病,器质性疾病占少数。老年人长期慢性便秘,应排除:①直肠、结肠及肛门的病变(包括炎症、痔疮、肿瘤等);②全身衰弱导致的肌肉无力;③内分泌、代谢性疾病导致的肠动力减退;④抗抑郁药、抗精神病、抗癫痫等药物导致。

二十四、便秘常见的症状有哪些,应该做哪些检查?

多数慢性便秘患者仅表现为排便困难,粪便干结、量少,大便次数少于每周3次,排便时伴有腹胀、腹痛、口渴、恶心、心情烦躁,部分还伴有头晕、头痛、疲乏等症状。

慢性便秘患者首先应把大便常规和隐血检查作为常规检查和定期随访项目,同时监测甲状腺功能、血钙水平、肛门直肠指检、胃肠道X线造影等检查,必要时应行胃肠镜及相应病理检查、肠道动力检查、肛门直肠功能检查。

二十五、便秘给老年人带来哪些危害？

1. 引起全身性疾病：长期便秘可导致老年人精神紧张、焦虑、抑郁、失眠健忘、头晕恶心等神经精神症状；排便可使血压骤然升高30~50 mmHg，诱发心绞痛、心肌梗死、脑卒中、猝死等心脑血管疾病；长期便秘使体内的有毒物质无法及时排出，有毒物随血液循环进入大脑可损害中枢神经，使脑神经的正常功能紊乱、智力下降和记忆力衰退。

2. 导致直肠肛门疾病：长期便秘可使直肠肛门局部水肿、血运障碍，引起或加重直肠肛门疾病（直肠炎、肛裂、痔疮、溃疡、肿瘤等），甚至肠穿孔。便秘使干燥的粪便在肠道内长时间滞留，加重了粪便内致癌物对肠道黏膜的刺激，可能诱发直肠癌。

3. 引起腹痛、反常性腹泻、胃肠神经功能紊乱：长期便秘可导致不全性肠梗阻，引起阵发性腹痛。腹痛无规律，反复阵发性发作，持续数分钟至数十分钟；疼痛部位不固定，常见于脐周（脐下）与全腹，可轻可重，发作间歇无异常表现。老年性便秘常因粪块嵌塞难以排出，但排便时有少量的水样粪质可绕过粪块自肛门流出，导致反常性腹泻。便秘时粪便潴留、有害物质吸收可引起老年人胃肠神经功能紊乱而致食欲不振,腹部胀满、嗳气、口苦,肛门排气多等表现。

4. 引起盆底病发作:慢性便秘不仅使直肠长期受累,还会影响膀胱前列腺及盆底肌等盆腔器官的功能,可能引起盆腔器官移位和脱垂、会阴下降、直肠前突、子宫或膀胱脱垂及盆底疝、加重便秘,甚至大小便失禁。

二十六、功能性慢性便秘患者如何治疗?

1. 多运动:鼓励患者做力所能及的运动,如散步、做体操、打太极拳、慢跑等;每晚临睡前平卧于床上做深腹式呼吸,每次 15~30 min;还可行自我腹部按摩,顺时针方向,由右侧向左侧,持续 15~30 min。

2. 改变膳食结构:多饮水,尽量多吃富含纤维素的蔬菜,适当食用香蕉、梨、西瓜等通便水果,以增加大便的体积,促进肠道蠕动。少饮浓茶、咖啡等刺激性强的饮料。

3. 养成良好的排便习惯:每天定时排便(一般以定时在清晨为佳),逐步恢复或重新建立排便反射。

4. 适当使用胃肠动力剂,例如莫沙必利等,以促进肠蠕动。

5. 必要时加用导泻剂,慎用对肠道刺激性强的泻剂,以避免患者对药物的依赖性。原则上应选用安全、疗效好、长期应用耐受性好,且价格低廉的泻剂。

6. 有条件者可采用生物反馈治疗,增加肠道的蠕动功能,利于粪便的运转。

所有患者都应减少药物依赖,保持身心愉悦、调节饮食结构、适当加强锻炼、养成良好的排便习惯等,有心理障碍者应进行相应治疗。

二十七、临床常用的泻药有哪些?

1. 容积型泻药:此类泻剂可增加大便的体积,增强粪便对肠道感受器的刺激,常用的有羧甲纤维素钠、小麦纤维素等。

2. 渗透性泻药:通过形成高渗状态吸附水分,增加大便体积,适用于轻、中度便秘患者。如:乳果糖、山梨醇、甘露醇、聚乙二醇4000及盐类泻剂(硫酸镁和硫酸钠等)。

3. 润滑性泻剂:即粪便软化剂(如液体石蜡、甘油等),这类泻剂在肠道不被吸收,同时可妨碍水分的吸收,能够起到润滑肠壁、软化粪便的作用,但长期使用易影响维生素A、D、K及钙、磷的吸收。

4. 刺激性泻剂:即接触性泻剂,能刺激肠道黏膜分泌、增强肠道动力,同时影响肠道中水分和电解质的吸收,具有较强的导泻作用。如大黄、番泻叶、芦荟等植物性泻剂及硫酸镁等盐类泻剂。长期应用可造成患者对药物的依赖,还可导致结肠黑变病。

5. 局部刺激性泻剂:适用于慢性出口梗阻型便秘患者,纳入肛门后可使患者产生便意,引起排便反射。例如:甘油/氯化钠(开塞露)、甘油栓。

二十八、慢性便秘患者如何进行自我防护?

1. 调整饮食结构

(1)食物应粗细得当,样式多样,多吃粗粮,如麦麸、藜麦、燕麦、糙米等,适当增加膳食中的纤维素含量,如五谷杂粮、蔬菜、水果。食物应缓慢加量,避免突然加量导致腹胀不适。

(2)摄取足够水分:每日进水量约1500~2000毫升,

每天清晨空腹饮1杯淡盐水、白开水或蜂蜜水,均能防治便秘。

(3)适量摄入植物脂肪,如香油、菜籽油、玉米油、豆油等,或食用含植物油多的坚果,如核桃、花生、芝麻等。

(4)适当食用有助于润肠的食物,如蜂蜜、酸奶等。

(5)经常食用有防治便秘作用的药粥,如芝麻粥、核桃仁粥、菠菜粥、红薯粥等。

(6)少吃强烈刺激性食物,如辣椒、咖喱等调味品,忌酒或浓茶。

2. 生活调理

(1)"定时"排便:最好定于每天早饭后,进餐后易于排便反射的产生,养成定时排便的习惯。

(2)"专注"排便:养成集中精力排便的习惯,上厕所不宜进行其他一切可能干扰排便的事项,消除一切分散诱发便意及延长排便时间的不良习惯。

(3)"不忽视"便意:经常忽视便意或强忍不便,导致便意迟钝,粪便在肠道滞留时间过久,大便容易干燥,引起或加重便秘。

(4)生活规律、心情舒畅、自我保健,适当参加体力劳动和体育锻炼,尤其注意腹肌的锻炼,如仰卧起坐、跑步、跳绳等活动,经常做体操、缩肛训练、气功、太极拳等,避免久坐、久卧、久站。

(5)自我腹部按摩,简单的方法为:仰卧位,以腹部为中心,用自己的手掌,适当加压顺时针方向按摩腹部。每天早晚各1次,每次约10分钟。可促进消化道的活动,保持大便通畅。

3. 慎服导致便秘的药物

(1)消化系统药:法莫替丁、西咪替丁等H_2受体拮抗剂;雷贝拉唑、泮托拉唑、奥美拉唑等质子泵抑制剂;阿托品、东莨菪碱等肠胃解痉药;枸橼酸铋钾等铋剂;氢氧化铝等铝剂。

(2)降糖药:格列齐特。

(3)神经系统药:帕罗西汀、奥氮平,治疗帕金森病的金刚烷胺、左旋多巴等。

(4)心血管系统药:普罗帕酮、硝苯地平、比索洛尔,辛伐他汀、洛伐他汀等他汀类调脂药。

(5)泻药:长期使用肠道会形成对泻药的依赖,自主运动减弱,肠神经系统受到损害,结果发生便秘。

(6)补钙、补铁类药物也可引起便秘。

4. 及时治疗有关疾病

对于全身性代谢性疾病、结肠本身疾病的治疗均能改善便秘。如过敏性结肠炎、大肠憩室炎、结肠肿瘤、结肠狭窄,甲状腺功能低下、糖尿病,子宫肌瘤,铅、汞等金属中毒。

二十九、什么是大便失禁?

大便失禁即肛门失禁,是指粪便及气体不受意志控制,不自主地从肛门排出,是排便功能紊乱的一种症状,是由多因素共同作用的一种功能性肠道疾病,表现为排便紊乱,反复发生的不能控制粪便排出。症状至少持续3个月以上,给患者造成巨大的身心痛苦和生活不便,导致患者精神人格改变。与其他人群相比,老年人的发病率高达50%,可能与老年人对肛直肠动力、感觉和认知功能下降有关。

三十、引起老年人大便失禁的病因有哪些?

1.肛管直肠疾病:肛管直肠肿瘤(如直肠癌)是引起大便失禁最常见的肛管直肠疾病,克罗恩病、溃疡性结肠炎、长期腹泻等疾病影响到肛门括约肌,引起的肛门松弛、肛管炎、肛门闭锁不全时均可引起大便失禁。

2. 神经系统病:脑外伤、脑肿瘤、脑梗死、脊髓肿瘤、脊髓结核、马尾神经损伤等均可导致大便失禁。

3. 外伤:外伤损伤了肛管直肠环,使括约肌失去了括约功能导致大便失禁。如刺伤、割伤、灼伤、冻伤及产妇分娩的撕裂伤等。

三十一、大便失禁有哪些症状?

患者不能随意地控制排便、排气,气体及粪便不自主地溢出肛门污染内裤。完全失禁时,粪便可以随时自行流出;咳嗽、走路、下蹲及睡眠时,常有粪便、黏液从肛门外流。不完全失禁时,虽能控制干便,但不能控制稀便,集中精力控制肛门时方可使粪便不流出。由于会阴部经常被粪水刺激,肛周皮肤可以发生瘙痒、糜烂、溃疡或疼痛等。

三十二、出现大便失禁的患者需要进行哪些相关检查？

当患者反复有大便失禁，应到医院肛肠专科就诊，医师会对患者进行相应的体格检查，包括会阴部检查和肛门直肠指诊，主要检查有无皮炎、瘢痕、痔疮、肛裂、瘘管等；其次还要进行相关的辅助检查，如结肠镜，肛门直肠镜，肛门的感觉、压力、反射等检查，肛门相关的影像学及神经电生理检查等。

三十三、大便失禁患者如何治疗？

治疗的目的是恢复排便节律，提高患者的生活质量，以对症治疗为主，同时治疗基础疾病。老年患者由于其生理性退行性改变，往往效果不佳。

1. 支持治疗

（1）调整生活方式：恢复正常的排便习惯是大便失禁治疗的关键，让患者定时、规律排便，及时排空肠道，及时如厕。饮食上增加膳食纤维的摄入，避免大油大荤的食物，适当限制饮水。

（2）皮肤护理：长期卧床的患者要做好皮肤护理，及时处理粪便并清洁皮肤，减少会阴部、骶尾部、肛周皮肤感染，肛周皮肤感染时可局部使用抗生素。此外，可使用一次性尿垫、肛门控制塞、卫生棉条和自制引流袋等。

（3）心理疏导：大便失禁患者多存在心理障碍、社会适应能力下降。应多关心鼓励和支持，鼓励患者主动交流、回归社会。

2. 止泻药：可用于伴有腹泻的大便失禁患者，常用药物有洛哌丁胺、蒙脱石散。对于便秘或粪便嵌塞的患者，可选用粪便软化剂、甘油/氯化钠（开塞露）、甘油栓、乳果糖、山梨醇、甘露醇、聚乙二醇4000等。老年患者用药需注意联合用药的治疗禁忌，以防药物叠加作用导致的不良反应。

3. 生物反馈：在专业医师指导下进行生物反馈，尤其是肛门括约肌松弛和（或）直肠感觉受损者，进行感觉、力量和协调训练，可缓解患者的症状、增强肛门肌肉收缩功能。

4. 外科手术：对内科治疗无效的病人，可经专科医师评估后选择手术治疗。常用的手术包括肛门括约肌成形术、肛门后方修补术、动力性股薄肌移位术、人工肛门括约肌、骶神经刺激和结肠造口术等。手术选择需严格掌握适应证和禁忌证,特别对于老年人的手术治疗需要考虑家庭、个人生活质量、个人意愿及术后相关问题等因素进行综合判断。

三十四、大便失禁的患者在日常生活护理方面需要注意哪些?

1. 心理保护:大便失禁的患者一般心理自卑,心理压力大,对家人的语气和表情比较敏感,十分需要家人的理解、安慰和帮助,故应注意对患者心理的日常保护。

2. 开窗通风:定时开窗通风,保持环境整洁,空气清新,去除室内异味,使患者舒适,同时注意给患者保暖。

3. 皮肤保护:要及时便后清理,及时更换污染的床单,减少皮肤感染的发生。大便后用湿软纸进行擦拭、温水清洗肛周皮肤,毛巾擦干,适当涂予润肤油。

4. 定时排便:了解患者排便规律,训练患者定时排便,形成反射。

5. 注意饮食:给予患者的食物,注意卫生,温度适宜,不可过硬过凉,以免患者稀便。

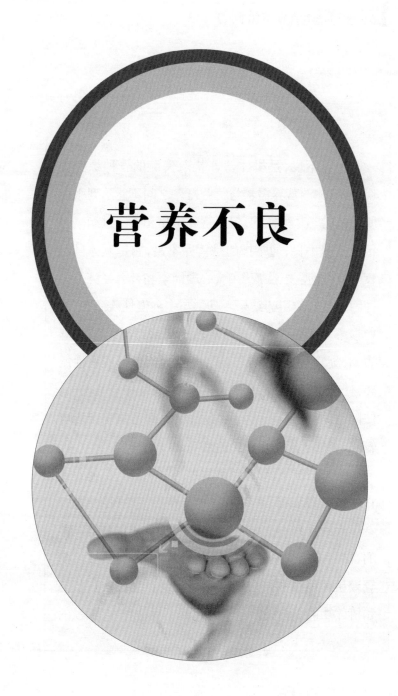

营养不良

　　营养不良，是机体营养状态失衡的一种综合表现，是机体的营养需求与营养摄入之间不能达到平衡所导致的一系列症状，包括营养不足和营养过剩。老年人营养不良，通常指的是营养不足，它是躯体自然衰老、功能丧失、疾病影响、心理因素和社会经济等多种因素共同作用的结果。其常与多种慢性疾病并存，如慢性阻塞性肺疾病、老年性痴呆、脑卒中、帕金森病、心力衰竭等，前者与后者间互为因果形成恶性循环，使老年患者的感染率、住院率和失能率明显增加，住院时间明显延长、寿命缩短，相对而言疾病预后也较差，增加了家庭和社会的经济、医疗负担。

　　正常情况下，随着年龄增加、机体老化、机体各器官功能储备衰退，老年人发生营养不良的风险增加。老年人的营养不良可以是原发性的，也可以是继发性的，前者多因进食不足所致，后者则多因器质性疾病导致机体能量和蛋白质摄入不足，与年龄、疾病状态和机体功能等相关。老年人营养不良被称作"沉默的流行病",研究发现全球86%以上的住院病人和38%的社区老人均有营养不良症状。在我国,约30%～44%的老年住院患者均存在营养不良,尤其是有慢病基础、虚弱且生活不能自理的老人,其发生营养不良的可能性更大。因其营养不良症状不典型,常常被认为是正常的衰老现象而被忽视。营养不良影响老年人临床疾病的转归,可使患者的住院时间延长,术后并发症增加,功能依赖、感染及死亡风险增高。因此,一旦发现老年人存在营养不良的情况,越早进行营养干预取得治疗的效果越好。

一、什么是营养不良?

营养不良是指能量、蛋白质以及其他营养物质的数量、种类或质量摄入不均衡,引起组织器官在形态、构成及功能异常的不良反应,并对临床结局产生不良影响,包括营养不足和营养过剩。前者多由摄入不足、吸收不良或过度损耗营养素造成,后者则是由暴饮暴食或过度摄入特定的营养素造成。长期的营养不足可能导致饥饿死亡。

二、营养不良的常见分型有哪些?

1. 干瘦型或单纯饥饿型营养不良:此种类型常见于慢性疾病患者和长期饥饿者,因长期能量摄入不足引起。因各种营养元素及能量皆摄入不足,故主要表现为严重的脂肪和肌肉消耗,这部分患者会有明显的皮褶厚度变薄、上臂围减小。

2. 低蛋白血症型或急性内脏蛋白消耗型:此种类型多由于严重外伤、感染、大面积烧伤等疾病引起的剧烈系统性炎症反应造成蛋白质短期内急性消耗或是长期蛋白质摄入不足。这类患者的血浆白蛋白下降明显,同时伴有淋巴细胞计数下降。对于短期内急性消耗的患者其脂肪储备和肌肉量可以在正常范围内,因而此类患者的皮褶厚度、上臂围等人体测量指标在正常范围,但其内脏蛋白迅速下降,出现水肿、伤口愈合延迟等情况。

3. 混合型营养不良:此种类型常见于疾病终末期,因蛋白质和能量均摄入不足引起,是各类营养不良中最严重的一种类型。此类型的患者通常都表现为恶病质,病情极其危重,随时有死亡风险。

4. 营养过剩:此种类型患者通常存在过度肥胖,并有高血压、糖尿病、高脂血症等代谢性疾病。

另外,常见的营养不良还可以粗略分为蛋白质能量营养不良和微量养分营养不良。前者是指身体内能量和蛋白质的可利用量或吸收量不足;后者则是指身体内的一些必需营养素的可利用量不足,例如身体内少量而不可或缺的维生素和微量元素缺乏,如维生素 A、铁、锌、钙等,微量养分缺乏会降低机体的抵抗力,导致各种各样的疾病。

三、营养不良会带来哪些危害?

长期的营养摄入不足会导致各种营养素缺乏,机体肌肉及脂肪被消耗,导致身体逐渐消瘦,皮下脂肪减少甚至消失,出现体重下降、肌肉萎缩,部分患者会出现营养不良性水肿。同时机体各种营养素的缺乏会导致免疫功能下降,罹患各种感染性疾病的风险增加,死亡率增高,是发展中国家多发病的主要原因。

而长期营养摄入过多则会导致肥胖,引发高血压、高血脂、糖尿病等一系列代谢综合征,增加患心脑血管疾病的风险,同时增加关节负担,加重关节疾病。另外,肥胖导致机体耗氧量增加、呼吸动度减弱导致换气障碍、二氧化碳潴留,出现通气不良综合征,甚至出现缺氧、紫绀、肺动脉高压、肺心病等。

四、为什么老年人比其他人群更易出现营养不良?

相较于其他人群,老年人出现营养不良的风险更大。随着年龄增加老年人机体脏器功能及代谢水平下降、食物摄入量减少,容易出现营养素摄入不足、营养风险增加;老年人常患有各种慢性疾病,存在潜在脏器功能不全、机体对应激的反应性下降等情况,需要强化营养支持;老年人体重过低和肥胖,都可能增加其死亡的风险。当老年人出现营养不足、机体所需能量和微量元素缺乏,会使机体生理功能受到损害,也会使体重减轻和身体免疫力下降,严重的甚至会引起其他并发症危及生命。

营养不足不仅仅与食物摄入不足有关。当机体出现创伤和炎症性疾病时,分解代谢增强导致营养素消耗速率增快也是一个重要的因素。由于自身营养储备不足及生理功能的改变,老年人的消化功能和活动能力比年轻人差,因此身体机能的恢复比年轻人更慢更困难。老年人营养不良不仅影响其生理、心理和精神健康,使其生活质量下降,同时还会使身体抵抗力降低、延迟其他疾病的恢复、延长住院时间、增加医疗费用、增加患者的病死率。

五、为什么会出现营养不良?

营养不良对老年人的危害较大,影响营养状况的因素多种多样,以下是导致老年人营养不良的常见原因:

1. 摄入减少:随着年龄的增大,机体各项机能减退,老年人会出现牙齿松动、脱落以及各种口腔疾病,同时伴有不同程度的视力、嗅觉、味觉等感官功能下降,再加上唾液分泌减少、咀嚼功能差等原因,导致胃口差、吃得少,久而久之就会造成营养不良。

2. 吸收能力差:老年人的机体功能减退,胃肠道的消化吸收功能减退,且老年人容易便秘,对食物营养成分的消化吸收也变差。

3. 老年病增多:随着年龄增加身体器官出现老化,某些疾病的出现使得部分营养物质的摄入减少,例如糖尿病、甲状腺功能异常、肾脏疾病等,如慢性肾炎患者会减少蛋白质、盐的摄入,肝脏疾病的患者要相应减少脂肪摄入等;受疾病影响,绝大多数老年人长期服药,老年人服用的某些药物也有明显抑制食欲的作用;另外,阿尔茨海默病、脑卒中、帕金森病、抑郁症和慢性阻塞性肺病等疾病会影响营养物质的摄入及代谢,也会导致老年人营养不良。

4. 空巢问题:很多老年人常年独居,饮食种类及结构比较单调、单一,常导致营养不良。另外,独自居住时间过久,社交减少,社会功能缺失,使得老年人出现精神空虚、焦虑和抑郁等心理问题,引起食欲减退、恶心、呕吐、腹痛、胃肠道炎症、胆道疾病等问题,都可导致老年人营养不良。

5. 候鸟老人:有些老人,为照顾晚辈常放弃自己的生活方式、熟悉的居住环境,甚至自己的饮食习惯,简单凑合从而出现营养不良。

归纳以上情况,主要由三方面因素导致:

1. 器官功能的变化:随着年龄增长,如牙齿脱落、嗅觉味觉减退、胃肠道分泌消化功能下降。

2. 衰老伴有身体的构成变化：老年人骨容量、身体含水量下降，脂肪含量增加并向腹腔内集中，使老年人对营养的需求发生变化。

3. 生活习惯的改变：饮食习惯改变、活动量减少、环境的改变，还有因疾病原因改变膳食结构等。

六、哪些老年人更易患营养不良？

老年人营养不良的危险因素主要包括：

1. 慢性疾病：各个系统的慢性疾病都可以影响机体对能量的需求，对能量摄入、代谢等环节造成影响，进而导致营养不良。如慢性心功能不全的患者，由于长期胃肠道淤血导致消化不良、营养吸收障碍，从而发生营养不良；慢性阻塞性肺疾病的患者由于呼吸肌做功增加，能量消耗大，长期处于缺氧状态，也可以发生营养不良。

2. 精神神经因素：患有各种神经精神疾病的老年人，如痴呆、抑郁、帕金森病等，多伴有进食障碍，可因营养摄入不足出现营养不良。

3. 药物因素：药物对营养代谢都有潜在影响，老年人是药物营养不良发生的高危人群。如，抗肿瘤药物可引起食欲下降,激素和传统抗抑郁药物可使体重增加,利尿剂使用可导致水和矿物质丢失,有些药物还会影响味觉和嗅觉。因此,老年人服用多种药物时很容易出现药物性营养不良。

4. 失能或社会因素:老年人的经济状况、环境因素都可以直接影响其营养状况。老年人收入不稳定,同时活动能力下降致使社交活动减少,与社会隔离,营养知识缺乏、自理能力下降以及家庭照顾不足等因素均可导致营养不足的发生。

七、老年人的生理代谢有什么特点?

1. 机体组成改变:随着年龄增长,老年人的机体代谢和机体组成都会发生变化。其中,机体组成的主要变化包括:组织含水量减少、骨质密度降低、肌组织群下降、内脏萎缩、体脂从四肢转移到躯干、腹腔内脂肪增加。

2. 器官功能改变:随着年龄增加,机体逐渐衰老,机体的各器官、系统衰老退化,如消化系统可见味觉功能减退、食欲下降、牙齿松动脱落、咀嚼及吞咽功能减退,胃、肠道以及胰腺等消化器官的酶分泌减少,消化能力下降,同时抑菌作用降低导致细菌过度繁殖,此外胃肠黏膜萎缩使与食物消化吸收的有效接触面积减少,小肠动力减退等均可影响营养物质的吸收和利用。

3. 代谢功能改变:随着年龄的增加,机体的基础能量代谢逐渐下降,老年人食物特殊动力作用的能量消耗减少,相应的能量需求也发生了改变。老年人对碳水化合物的代谢率下降、对葡萄糖的耐受性下降、对蛋白质的合成代谢减弱、对脂肪的分解代谢和脂肪的廓清能力下降,同时蛋白质分解代谢逐渐增强,调节体液及酸碱平衡的能力降低。

八、老年人的营养需求有什么特点?

相较于中青年人,虽然老年人机体组成、各种物质代谢反应及器官功能均发生相应变化,但其所需营养的种类并未发生明显改变,只是对营养素的需求量相应地会有所不同。即老年人的营养需求没有质的区别,但有量的差异。

基础代谢率是总能量消耗的主要决定因素,老年人基础代谢率下降、对能量的需求量降低,应适当控制每天的热量摄入。建议老年人摄入碳水化合物供应的能量约占每日总能量需求的45%～60%,应避免过多摄入精致碳水化合物;脂肪供能占总能量的20%～35%,同时限制胆固醇、饱和脂肪酸和反式脂肪酸的摄入量;因为老年人的蛋白质合成能力下降、蛋白质分解代谢增强,建议每天应摄入1.0～1.2 g/kg的蛋白质,或占每日总能量的15%～20%。在应激或创伤情况下,可适当提高蛋白质的摄入量,应为1.5 g/kg。老年人的每日微量元素、维生素推荐摄入标准与中青年人无显著差异,维生素D、钙、铁每日的需要量甚至稍高于青壮年,在疾病应激或创伤情况下也需要增加微量元素和维生素的供给量。此外,老年人饮水相对较少,易造成体内水分不足,脱水是老年人最常见的液体或电解质紊乱的原因,通常建议按30～40 mL/kg摄入每日所需水量或按照能量计算摄入水量。在发热、感染以及使用利尿剂或通便药物时,可适当增加水的摄入。

九、老年人营养不良的临床表现有哪些?

老年人营养不良的表现主要有精神萎靡、表情淡漠、全身乏力、反复感冒、容易消瘦等。

1. 体重下降和逐渐消瘦:是营养不良的主要表现之一,也是最容易被察觉、监测的指标。

2. 肌肉力量减弱:是老年人另一项常见症状,常表现为乏力,与体重下降不同,此项症状常被忽视,不易察觉和量化。

3. 活动能力下降:老年人活动耐量、活动范围下降,精神萎靡、感觉减弱等都是营养不良的隐匿表现。

4. 特殊表现:老年人微量元素缺乏可引起特殊表现,如缺乏维生素A的时候会出现眼睛干涩、看不清东西、夜盲症以及皮肤干燥脱屑;缺乏维生素B和维生素C时,会出现牙龈出血、口角发红、口唇开裂、脱皮等症状;再比如,当鼻子两边发红伴脱皮,指甲上出血白点说明体内缺锌;指甲变薄易断、头发干燥易脱等说明体内缺乏蛋白质、必需脂肪酸、微量元素铁和锌等。

十、如何对老年人营养状态进行评估?

1. 营养筛查:首先要对老年人进行营养筛查,快速识别需要行营养支持的患者,其主要包括:

(1)营养风险筛查:是指筛查与营养相关的可导致患者出现不良临床结局(而非指营养不良)的风险,主要的筛查工具是营养风险筛查2002(NRS2002)。当NRS2002评分≥3分时即存在营养风险,提示需进一步行营养评估,并帮助其预制定营养支持方案。对于老年人群,指南推荐使用微营养评估(MINA-SE)。

(2)营养不良风险筛查:主要通过营养不良通用筛查工具(MUST)或营养不良筛查工具(MST)来进行筛查,可将营养不良风险分为高、中、低及无营养不良风险。这2种筛查工具适用于营养师、医生、护士、社会工作者等使用。

(3)营养不良筛查:主要通过对患者的体重、体质指数(BMI)进行筛查从而确定其是否有营养不良及营养不良的严重程度。

2. 制定营养支持方案:由营养专家对经营养筛查后明确有营养问题且需要特殊营养支持的患者进行营养评估、制定个性化营养支持方案。目前,对营养评估的定义和方法国内外存有差异,但国际较常用的方法有主观整体评估(SGA)、患者主观整体评估(PG-SGA)以及微型营养评估(MNA)。

（1）SGA：用于发现营养不良，并对其进行分级，是目前临床营养评估的"金标准"，适用于一般住院患者（包括肿瘤和老年患者），评估内容包括详细的病史和身体评估。

（2）PG-SGA：是专门用于评估肿瘤病人的营养状况。

（3）MNA：是专为老年人开发的营养筛查与评估工具，分为营养筛查和营养评估，可用于有营养风险或已经发生营养不良的患者。

经过营养评估后，对于轻度营养不良的患者，可对其进行营养知识的宣教；对于中重度营养不良的患者，应由营养师对其进行人工营养治疗，治疗一阶段后再进行筛查、评估及治疗。

3.综合评定：临床工作中需进一步明确营养不良的类型及病因，需要医师从应激程度、能耗水平、炎症反应、代谢情况、器官功能、心理状况、基础疾病等多方面进行综合测定、多维度分析，通过营养病史、标准的人体测量、人体成分评估、生化检查及免疫指标检测等营养状态来进行综合评价判断。

十一、老年人营养不良的诊断标准是什么?

根据目前最新的专家共识推荐老年人营养不良的诊断标准归纳为需具备以下6个特征表现中的至少2个:

1. 能量摄入不足;

2. 体重较平时减轻;

3. 肌肉量减少;

4. 皮下脂肪量减少;

5. 可能存在机体水肿、积液等会影响实际体重的情况;

6. 握力测量提示握力较正常情况要弱。

十二、老年人营养支持的治疗原则是什么?

营养不良治疗的基本要求是满足能量、蛋白质、液体及微量营养素的目标需要量,达到调节异常代谢、改善免疫功能、控制疾病(如肿瘤)、提高生活质量、延长生存时间的目标,其治疗应该遵循五阶梯治疗原则:①首先是对患者进行营养教育,使其关注自己日常饮食的搭配、比例从而改善其营养状态。②对于经自身调整饮食后效果不

佳的患者或营养不良已经达中重度的患者,可选择部分
正常饮食联合部分口服补充营养制剂(ONS)。③其次选
择全肠内营养制剂(TEN),可满足正常人体所需的所有
营养物质、种类齐全。④对于经口饮食不能达到目标摄
入量的患者,则推荐使用肠内营养制剂联合部分肠外营
养(PPN)。⑤对于完全不能经口饮食的患者,则使用全
肠外营养(TPN)。

总体原则是在当前营养支持方案进行3~5天时仍不
能满足机体所需营养的60%,则推荐使用更进一步治疗
方案,直到达到目标为止。总的来说,能量(碳水化合物、
脂肪)、蛋白质、水、微量营养素(无机盐、矿物元素等)这4
类营养物质需综合达标。

十三、老年人每天需要多少营养物质?

确定老年人总能量需求时既要满足基本的营养要
求,又要避免营养过剩,一般推荐老年人每日总能量摄入
为25~30 kcal/kg,应激状态下为30~40 kcal/kg,但还
需结合体质指数、疾病状况进行调整。能量主要由碳水
化合物和脂肪提供,但碳水化合物和脂肪提供能量的占

比应因人而异、因病而异。蛋白质是组成人体所有细胞的重要组成部分,老年人蛋白质的合成能力下降,推荐每日摄入 1.0~1.2 g/kg 体重的蛋白质,或占每日总能量的 15%~20%。在应激或创伤的情况下,可摄入 1.5 g/kg 体重的蛋白质,但慢性肾脏病的患者应适量限制蛋白质摄入,对于肾功能不全的老年人推荐摄入优质蛋白质。老年人每日微量元素及维生素的摄入标准与健康人无显著差异,在疾病应激或创伤的情况下还需增加供给量。老年人由于口渴感下降,容易出现脱水,推荐每日摄入 30~40 mL/kg 体重水或 1 mL/kcal 能量水满足身体的液体需求,但在发热、感染、利尿通便后应相应调整液体摄入量。

十四、肠内营养支持是什么？
我们需要注意些什么？

肠内营养支持是指通过胃肠道吸收机体代谢所需的营养物质和各类营养素的营养支持方式,包括经口和管饲饮食。管饲饮食是指医护人员通过安置鼻胃管、鼻空肠管或行空肠造口术、经皮内镜下小肠造口、经皮内镜下胃造口等方式对患者进行营养支持。管饲饮食的方法为每4～6小时管饲注入250～400 mL的营养液。

由于老年人的吞咽和呛咳反射减弱,发生吸入性肺炎的风险增加,建议行管饲饮食后半小时到1小时内,应保持上半身抬高约30°～45°,同时应注意进食的速度、营养物质的温度和浓度。不同胃肠功能、体质指数、治疗疗程的患者,其营养制剂的种类、量、摄入方式也各不相同,应在医师指导下进行。某些患者可能出现肠内营养支持不耐受的情况,如出现恶心、呕吐、腹痛、腹胀、腹泻、便秘、管道阻塞等。一旦出现返流、误吸、腹胀、腹泻等情况应及时就医。

十五、肠外营养支持是什么? 可能有什么并发症?

肠外营养(PN)支持是指通过静脉输注的方式给予患者营养支持,常是针对危重患者、需要手术或胃肠道功能严重障碍的患者。主要的静脉输注途径有中心静脉导管(CVC)、经外周静脉穿刺置入中心静脉导管(PICC)、外周静脉。其中,外周静脉适用于需短期内进行补充性营养制剂的患者,经外周静脉输注的营养液常浓度较低。而对于需要长期肠外营养支持、病情危重或需要输注高浓度/高渗透压营养液的患者则常选择CVC或PICC。

肠外营养支持并非首选的营养支持方式,其并发症主要与营养代谢、输注导管和胃肠道相关。肠外营养支持可能出现某种或某几种营养物质的过剩或缺乏,输注导管污染引起机体感染,消化功能退化、紊乱及胃肠道的黏膜萎缩等并发症。因此,行肠外营养支持的患者应定期到医院随访,接受专科医师指导。

十六、老年人如何预防营养不良的发生?

1. 合理膳食:合理膳食是预防老年营养不良最好的方法,老年人首先要保证充足的营养物质摄入,提高膳食质量,增加营养丰富、容易消化吸收的食物,尤其是奶类、瘦肉、鱼类等优质蛋白的摄入,同时将动物蛋白和植物蛋白搭配分散到一日三餐中食用,提高食物蛋白的利用率。

2. 合理搭配和良好的饮食习惯:老年人由于消化功能减退,食物要粗细搭配、松软、容易消化吸收,可选择少食多餐,一天可吃4～5餐,将每天摄入的食物总量分散到各餐,在烹饪方式上可选择烧、炖、焖、蒸等做法,易于食物被消化吸收。

3. 良好的进餐环境和进食情绪:良好的进餐环境和进食情绪对老年人的进食量均有一定的促进作用,并且更利于其身心健康,延缓疾病的发生发展,提高老年人的生活质量。建议老年人与家人一起进餐,家庭和社会也应从各个方面保证老年人的进餐环境和进食情绪。

4. 合理运动:老年人可适当进行一些户外活动,做一些力所能及的有氧运动,促进胃排空、增强饭前饥饿感、提高食欲,同时要接受充足紫外线照射,有利于体内维生素D的合成,预防或推迟骨质疏松症的发生。老年人的户外活动或锻炼应在安全有所保障的情况下进行,锻炼方案应该个体化,量力而行,选择适当的运动强度、时间和频率。

5. 治疗基础疾病:各个系统的疾病均会影响老年人的营养状况,造成营养不良,应及时治疗老年人的原发疾病和基础疾病以及控制危险因素,定期监测营养状况。

十七、患有不同慢性疾病的老年人应如何合理膳食？

患有不同慢性疾病的老年人对营养的需求不同,因此在膳食上也存在一定的差异:

1. 高血压:患有高血压的老年人可适量摄入碳水化合物、蛋白质和维生素,蛋白质以优质蛋白为主;应限制脂肪、胆固醇的摄入,适当补充纤维膳食;宜低钠饮食,尽量避免使用高钠食品,如各种腌制食品、膨化食品,味精、酱油、耗油等调味品。

2. 高尿酸血症:老年人的高尿酸血症主要是由于尿酸排出障碍、体内嘌呤代谢异常、药物等因素所致。因此,对于营养不良的老年高尿酸血症病人,不建议严格控制嘌呤摄入,但在痛风发作期应调整饮食结构。首先,避免食用动物内脏、贝类、各种肉类汤汁等高嘌呤食物;其次,减少豆类、蘑菇、芦笋、菠菜、菜花等中等嘌呤含量的食物,可适当食用瘦肉、鱼肉等肉制品。

3. 肌少症:是指机体骨骼肌的总体质量及肌力进行性、广泛性的下降,并因此导致机体行动障碍、生存质量下降甚至出现死亡等不良后果的综合征。补充充足的能量和蛋白质是预防肌少症的关键,老年人蛋白质的摄入量推荐1.0~1.5 g/kg,优质蛋白质比例应达到50%。

十八、老年人为什么要强调平衡膳食?

除母乳对婴儿外,世界上任何一种天然食物都不能提供人体所需的全部营养素。只有广泛摄取多种多样的食物,才能满足人体的多种营养需要。因此要保证食物多样化、平衡膳食,包括食物类别和品种的多样化,要涵盖五大类食物种类,不偏食、不挑食,要注意荤素搭配、形式多样、口味多样等。膳食的摄入要适度,各种食物的摄入量要与人体的需要相吻合,过多或过少摄入任何一种食物都会影响人体的健康。随着年龄增加,老年人的器官功能逐渐衰退,容易发生代谢紊乱,导致营养缺乏病和慢性非传染性疾病的危险性增加。合理饮食是身体健康的物质基础,对改善老年人的营养状况、增强抵抗力、预防疾病、延年益寿、提高生活质量具有重要作用。

十九、中国老年人膳食宝塔的五层内容是什么?

《中国老年人膳食指南》中以"塔"的形式表现老年人的饮食与运动,即"平衡膳食宝塔":

1. 第一层:为谷类食物,每天摄入200～350克;

2. 第二层:为蔬菜、水果,每天吃600～900克;

3. 第三层:为鱼、禽、肉、蛋等动物性食物,每天应该吃150克(其中鱼虾类50克,畜、禽肉50克,蛋类50克);

4. 第四层:为奶类、豆类和坚果食物,每天应吃相当于液态奶300克的奶类、奶制品和干豆、坚果50克;

5. 第五层塔:为油和食盐,每日烹调油不超过25克,食盐不超过5克。

"膳食宝塔"还强调老年人每日至少喝水1200毫升。老年人怎么吃才健康,指南用简易的"十个拳头"原则来打比方(根据自己紧握的拳头大小),建议老年人每天吃不超过一个拳头大小的肉、蛋类,两个拳头大小的谷类,两个拳头大小的豆奶制品,不少于五个拳头大小的蔬菜和水果。

二十、针对老年人特点的七大膳食指导原则是什么?

1. 少量多餐,饮食细软,预防营养缺乏;

2. 细软食物巧制作;

3. 合理安排饮食,预防营养缺乏;

4. 主动足量饮水;

5. 积极参加户外活动;

6. 吃动结合,延缓肌肉衰减,维持适宜体重;

7. 积极交往,愉悦生活。

二十一、临床医师对营养不良老年患者的管理原则有哪些?

1. 肠内营养为临床营养治疗的首选途径,当患者无法耐受肠内营养或其他因素导致无法进行肠内营养时可选择肠外营养;

2. 制定个体化营养支持方案,根据患者的具体情况,制定合理的营养支持方案;

3. 尽早纠正酸碱失衡、电解质紊乱等内环境紊乱;

4.纠正营养不良需循序渐进,不可操之过急,防止发生再喂养综合征,尤其是严重营养不良时,先补给所需营养素的半量,再逐步增至全量;

5.积极治疗原发病,才能更好地改善营养状态;

6.适时终止或放弃营养支持。对于疾病终末期或处于临终状态不可治愈的患者,以及曾预嘱放弃使用营养支持的患者,在与患者及家属或法定代理人充分沟通,取得同意后,可考虑放弃或终止强化营养支持治疗。

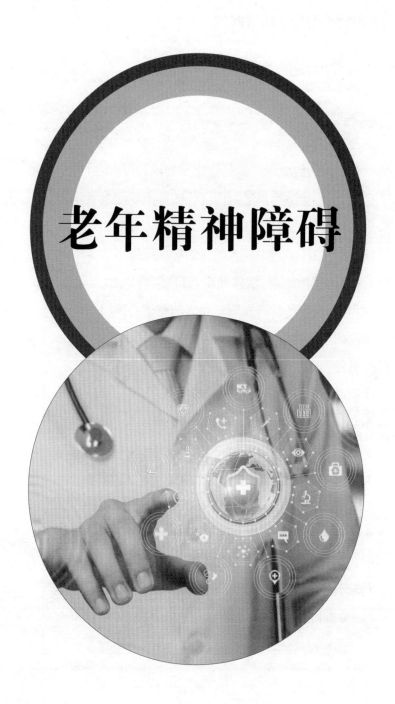

老年精神障碍

传统的健康观通常是指生理健康,即身体结构和功能正常,能生活自理。而现代的健康观是指整体健康,即在身体、精神、心理和社会适应等方面都处于良好状态。WHO对老年人健康的标准还提出了多维评价:包括精神健康、躯体健康、日常生活能力、社会健康和经济状况,特别强调老年人的精神心理健康。老年人由于身体器官功能衰退,常伴有躯体疾病,加上视觉、听觉的减退使其对周围环境的感知受到限制,在生理"老化"的同时心理功能也随之老化,心理防御和心理适应能力减退,一旦遭遇心理社会应激(如丧亲、社会角色转变、搬迁等),便不易重建内环境稳定,如果又缺乏社会支持,心理活动的平衡更难维持,容易形成孤独、少动、猜疑,甚至促发各种精神疾病。老年人的精神障碍常比其他系统的疾病出现得早且普遍,有时是某些躯体疾病的前驱症状。许多躯体疾病与精神心理障碍之间可能互为因果,有时又相互制约,关系错综复杂。随着人口老龄化,如何使老年人保持心身健康是重要的社会问题,了解、掌握老年人相关精神心理问题十分必要。

一、老年异常的心理表现有哪些?

1. 脑功能趋向衰退表现:大脑的抑制过程减退,灵活性下降,惰性增大。智能逐步下降,近事记忆明显减退、远事记忆相对保持较好。思维缺乏创造性,综合分析能力不太受影响。

2. 性格变化:变得固执,不易接受新鲜事物,以自我为中心,难以正确认识生活现状。

3. 情绪变化:一方面对外界事物、对他人情感淡漠,缺乏兴趣;另一方面情绪不稳定,易激怒,难自制,经常产生孤独感、空虚感和对死亡的恐惧心理。

4. 其他心理变化:猜疑和偏执,遇事归咎别人,对他人不信任,嫉妒,猜测,偏见和激情发作。

二、什么是老年期抑郁症？

抑郁是老年人常见的临床综合征，主要表现为情绪低落、兴趣和动力缺乏、过度疲劳，常伴异常的焦虑、自我负罪感、自杀观念和行为、思维迟缓，以及失眠、精力丧失，食欲、体重下降等，也可伴有精神症状，如幻觉、妄想等。老年期抑郁症指首次发病于60岁以后，也包括初次发病于青壮年，延续到老年期复发的患者，是以持久的抑郁综合征为临床表现的精神疾病，多数人发病前曾经受过心理创伤，一般病程较长，有反复发作的倾向，部分病例难以治愈。

三、老年期抑郁症的病因有哪些？

老年期抑郁症的病因主要涉及以下几方面：

1. 生物学因素：主要指遗传、生化与内分泌。遗传因素是老年抑郁的重要发病机制之一。研究表明，人体的5-羟色胺和儿茶酚胺系统与老年期抑郁症的发生有关。此外，机体甲状腺功能减退、肾上腺皮质功能改变、腺垂体功能减退、女性更年期等内分泌异常也可导致抑郁发生。

2.心理社会因素:老年人在身体老化的同时,心理功能也随之老化,心理防御和心理适应能力下降,一旦遭受生活事件,便易出现精神、情绪、情感、心境的剧烈波动,若再缺乏社会和家庭的支持,极有可能进一步促发抑郁症等精神疾病。

3.应激理论:应激是指人在面对危险、创伤、变故、压力、意外等不利境况时个体身心感受到被威胁时的一种紧张状态。由于抑郁障碍常在应激性生活事件后出现,考虑生活事件通过应激的机制增加了发生抑郁的风险,并且与人格特征、认知评价和应对方式等因素有关。

4.躯体疾病:老年人易患多种躯体疾病,如高血压病、糖尿病、冠心病等,疾病所伴随的病理生理变化、药物治疗以及疾病所产生的心理影响均可成为老年期抑郁的发病原因。

四、与早发现抑郁症相比,老年期抑郁症的临床表现有什么特点?

老年期抑郁症的临床表现具有以下特点:

1. 疑病性：即怀疑自己生病，便秘、肠胃不适是此类患者最常见及最早的症状之一。此外，对正常躯体功能过度注意，对轻度疾病的过分反应，也应考虑老年期抑郁症。如在快速由平躺变为起立时出现头昏，其实是很常见的生理现象，主要是因为重力和惯性的因素，头部血流不能瞬时充分供应而引起，但有些疑病的患者就感觉自己是得了脑瘤。

2. 激越性：即焦虑激动，往往是比较严重的抑郁症的继发症状。表现为对自身和周围发生的事情感到异常地、莫名地焦虑恐惧、夜晚失眠、坐立不安、自我责备，对周围事物失去兴趣等。

3. 隐匿性：即部分老年患者因自身基础疾病较多表现为各种躯体症状，如全身各处疼痛不适、咳嗽、胸闷、头昏、乏力、腹胀等，导致抑郁症状常被上述躯体症状所掩盖，易被家人及非精神专科医务人员忽视。

4. 迟滞性：即抑郁症导致的行为阻滞，常以随意运动缺乏和运动缓慢为特点，患者多表现为沉默寡言、行动动作迟缓、对周围的人和事表现出情感淡漠等。

5. 妄想性：老年期才发生的抑郁具有较普遍的妄想性，妄想主要是指在患者人格和智力完善的基础上，出现与生活事件无关的想法,如怀疑自己得病或被跟踪、下毒或者无前提的被人暗恋等症状为常见临床表现。其中以疑病妄想和虚无妄想最为典型,也可出现被害妄想、关系妄想、贫穷妄想、罪恶妄想等。

6. 抑郁症性假性痴呆:即可逆性的认知功能障碍,也就是说患者对周围环境、人物、事件等的认知能力出现退化,但这种退化不是像我们常见的老年痴呆那样是不可逆转的,它是一过性的,能通过抗抑郁治疗得到改善。

7. 自杀倾向:自杀是导致抑郁症患者死亡的最主要原因。老年人自杀率是一般人群总体的2倍,在实际自杀和企图自杀老年人中,有50%~70%继发于抑郁症。

8. 季节性:老年人具有季节性情感障碍的特点。季节性抑郁症诊断标准是:①符合抑郁症的诊断标准;②至少连续两年冬季抑郁发作,春季或夏季缓解;③缺乏其他重性精神障碍的表现或缺乏季节性心境变化的社会心理方面的解释。此类季节性抑郁症用普通的治疗方法难以奏效。

9. 睡眠障碍:失眠是老年期抑郁症的主要症状之一,表现形式包括入睡困难、易醒、早醒以及矛盾性失眠。失眠与抑郁互为因果,长期失眠是老年期抑郁症的危险因素,各种形式的失眠也是抑郁症的残留症状。

五、老年期抑郁症中自杀的高危人群有哪些?

自杀是抑郁症最危险的症状,因此早发现、早预防老年抑郁患者自杀极其重要。以下为老年抑郁患者自杀的高危人群:

1. 家族中有过自杀的成员;

2. 有强烈的绝望感及自责、自罪感,如两者同时存在,发生自杀可能性极大,需高度警惕;

3. 以往有自杀企图者;

4. 有明确的自杀计划者;

5. 存在引起不良心理的相关问题,如失业、失恋、亲人离世;

6. 并存躯体疾病;

7. 缺乏家庭成员的支持,如独居、与家人关系不和睦、家人对其漠不关心者;

8. 年老者比年轻者、女性比男性自杀风险更高。

六、哪些因素会影响老年期抑郁症的预后?

老年期抑郁症患者预后好的指征:70岁以下、发作期在2年以内、早年发作恢复者、阳性情感病家族史、外向的性格特征和典型的抑郁症状。

老年期抑郁症患者预后差的指征有:合并脑血管疾病及其躯体伴发病,近期急性、长期持续性疾病,缺乏社会支持系统和情绪不稳,神经过敏、内向、刚愎自用的病前性格等。

七、老年期抑郁症诊断要点是什么?

目前老年期抑郁症尚未制定单独的诊断标准,我们认为,老年期抑郁症应首先符合国内外当前制定的抑郁症的诊断标准:至少持续超过2周的情绪低落、缺乏快乐感觉,对工作、生活、学习等的精力减退;注意力难以集中、自罪自责、早醒失眠、悲观难过,有自杀的念头或行为。并在此基础上,加上以下要点:

1. 60岁以后缓慢起病,可有一定的诱发因素;

2. 具有精神运动性激越和迟滞的表现,以及繁多的

躯体化症状和疑病等妄想症状,并具有生物性症状的特点;

3.除外脑器质性疾病及躯体疾病所致的抑郁综合征。

八、如何早期筛查与识别老年期抑郁症患者?

应注意对以下老年抑郁的高危人群进行早期识别:

1.慢性疼痛者;

2.慢性内科疾病(如糖尿病、心血管病、胃肠疾病)患者;

3.难以解释身体症状的患者;

4.反复求医者;

5.近期有心理社会应激者。

针对以上情况,英国抑郁障碍治疗指南建议可用下述4个问题进行老年抑郁筛查:

1.你对自己现在的生活满意吗?

2.你感到生活空虚吗?

3.你是否担心自己会有什么不好的事情发生吗?

4.你是否总是开心不起来?

如果有上述情况存在,需进一步行更详细的精神检查,可使用问卷或量表评估老年抑郁症状的严重程度,在专科医师指导下可使用老年抑郁量表(GDS,30项问题)、9项患者健康问卷(PHQ-9)、汉密尔顿抑郁量表(HAMD),以及蒙哥马利抑郁量表(MADRS)等。

九、如何鉴别老年期抑郁症和继发性抑郁综合征?

老年期容易患脑器质性疾病和躯体疾病,也经常服用有关药物,这些情况都可能继发引起抑郁综合征。继发于躯体疾病的抑郁综合征可依据下列要点诊断:①有躯体疾病的证据;②抑郁症状在躯体疾病之后发生,并随躯体疾病的病情变化而波动;③临床表现为躯体、神经系统的症状和体征,以及抑郁症候群。

十、如何鉴别老年期抑郁症和焦虑症?

抑郁症常常伴有焦虑,所以描述抑郁状态和焦虑状态的分界线是困难的。焦虑状态具有如下三方面的表现：①情绪障碍：表现为莫名地出现大祸临头的恐惧、激动、注意力缺乏；②躯体障碍：表现为心悸、呼吸困难、震颤、出汗、眩晕和胃肠功能紊乱；③社会行为障碍：表现为寻求安全的人物或地点。如果抑郁状态和焦虑状态共存，那么按照等级诊断的原则，首先考虑等级比较高的抑郁症，抑郁症可以包括焦虑的表现，但焦虑通常不包括抑郁表现，若两种障碍的诊断标准都各自符合，则可以分别诊断。

十一、如何治疗老年期抑郁症？

老年期抑郁症的治疗主要以降低自杀与自伤风险、缓解抑郁症状、恢复病前功能、整体综合治疗（包括治疗躯体疾病）、预防再燃和复发为主要目标，包括以下治疗方式：

1. 药物治疗：老年人机体各生理系统功能逐渐衰减，对药物治疗的耐受性明显减弱，药物治疗应认真权衡效益和风险的关系。老年抑郁症药物治疗应遵循以下原则：①减慢剂量滴定速度，以成人半量开始缓慢加量，并密切观察对药物耐受的程度；②尽量避免使用具有镇静或抗胆碱能作用的药物,避免引起嗜睡、意识模糊、知觉紊乱甚至药源性谵妄;③避免使用导致血压下降的药物而引起跌倒,尽可能避免多药合用;④使用服用方法简单的药物;⑤注意药物不良反应可能加重老年精神障碍的症状以及药源性精神症状与抑郁症原发症状的鉴别。

2. 心理治疗:是老年期抑郁症的重要辅助治疗方法,使用于轻度抑郁焦虑或重度抑郁恢复期。明显的心理因素及不良环境所致的抑郁使用支持性心理治疗,明显依赖和回避人格选用认知行为治疗。

3. 其他治疗:①改良电抽搐治疗:对有强烈自杀观念和自杀行为者;药物疗效不佳或不能耐受者;治疗频率为每周3次,疗效好者可作为维持治疗,每4～6周一次可有预防复发作用。②重复经颅磁刺激治疗(rTMS):不同频率和强度的TMS对于运动皮层有不同的调节作用,高频率经颅磁刺激(≥5 Hz)使大脑兴奋性增加,异化局部神经元活动,低频率经颅磁刺激(≤1 Hz)使大脑兴奋性下降,抑制局部神经元活动。

十二、什么是老年期焦虑障碍?

老年期焦虑障碍包括两种情况,一种是青少年时期患有该病延续到老年,另一种是老年期初发的焦虑障碍。焦虑是一种内心紧张不安,预感将要发生某种不利情况而又难以应付的不愉快的情绪体验,焦虑过程伴有一系列复杂的心理、生理和动作行为反应。正常的焦虑情绪是人类的一种保护性行为,但长久、过度的没有明确客观对象和具体观念内容的焦虑和担心则会导致焦虑障碍。

十三、老年期焦虑障碍的病因有哪些?

焦虑障碍约占整个人群的2%～5%,终身发病率约为10%～15%,同时焦虑是老年人最常见的症状之一。引起老年人焦虑障碍的原因很多,包括遗传因素、心理–生物学因素、人格与认知、生活事件、躯体疾病等。

十四、老年期焦虑障碍有哪些类型?

老年期焦虑障碍主要分为惊恐发作和广泛性焦虑

障碍:

1. 惊恐发作:又称急性焦虑,患者正在进行日常活动而非面临某些特殊的恐惧处境时,突然出现极度强烈的恐惧、担心、惊恐等焦虑情绪,通常起病急骤,终止也迅速,一般持续数十分钟便自发缓解。惊恐发作时伴有严重的自主神经功能失调,主要表现为3个方面:①心脏症状:胸痛心动过速、心跳不规则;②呼吸系统症状:呼吸困难;③神经系统症状:头痛、头昏、眩晕、晕厥和感觉异常。也可以有出汗、腹痛、全身发抖或全身瘫痪症状。

2. 广泛性焦虑障碍:焦虑的慢性持续状态,是以经常或持续的、全面的、无明确对象或固定内容的紧张不安及过度焦虑感为特征。老年期广泛焦虑障碍多数起病缓慢,病程迁延数年。女性、病程短而病前性格良好者预后较好,伴躯体疾病、社会关系不良、经济窘迫者则预后不良,须注意老年患者的自杀行为。

十五、如何诊断老年期焦虑障碍?

1. 广泛性焦虑:①符合神经症的共同特征(与家庭、朋友、工作、生活环境等社会心理因素密切相关;发病前即有与疾病相关联的个性或人格；患者对自己患病有所认知，非常积极地就医，表现得过分担忧。）②以持续的广泛性焦虑为主要临床表现，症状特点符合下述两项：经常或持续的无明确对象和固定内容的恐惧，或提心吊胆、精神紧张；伴自主神经症状或运动性不安。③不符合强迫症、恐惧症、心境恶劣的诊断标准。④排除甲状腺功能亢进、冠心病、高血压等躯体疾病的继发性焦虑，排除兴奋药物过量、镇静催眠药物和抗焦虑药物的戒断反应。

2. 惊恐发作：①符合神经症的共同特征，以惊恐发作症状（间歇期可无焦虑症状）为主要临床相，症状特点符合下述3项：无明显原因突然发生的强烈惊恐，伴濒死感或失控感；发作时有严重的自主神经症状；发作不可预测，发作时意识清晰，事后能回忆。②每次发作短暂（一般不超过2小时），发作时明显影响日常活动。③一个月内至少发作3次，或首次发作后继发害怕再发作的焦虑持续1个月。④特别要排除因心血管疾病、低血糖、内分泌疾病、药物戒断反应和癫痫所致的类似发作。⑤不符合癔症和恐惧症的诊断。

十六、老年期焦虑障碍常见的临床表现有哪些?

老年期躯体状况的改变和心理压力常常成为焦虑障碍的诱因,如在某一躯体疾病后对躯体的关注加强就像扣动了"扳机"诱发了焦虑;退休后生活状态的改变、亲友生病或故世,都会增加老年人的失落和无助感,产生焦虑情绪。老年期焦虑障碍患者的临床表现主要分为以下两方面:

1.心理症状:表现为紧张、惶惶不安、提心吊胆、心烦意乱。常感到时间过得特别慢,预感有不好的事情发生,脑子一片空白,敏感易受惊吓。

2.躯体症状:表现为坐立不安、手脚发抖、皮肤苍白或潮红、多汗、尿频,严重时觉得胸闷、心悸、气急、入睡困难、易惊醒等。

由于老年人本身有着诸多的慢性躯体疾病,躯体症状掩盖了焦虑障碍的情绪方面表现,从而导致反复就医和误诊误治,躯体治疗无明显疗效且迁延不愈,临床检查排除器质性病变或躯体表现与本身疾病明显不符,应高度怀疑焦虑障碍。

十七、如何鉴别老年期焦虑障碍和帕金森病?

焦虑障碍躯体症状可表现为口周或肢体震颤并伴有肌肉僵硬酸痛感,面部表情减少,与帕金森病的症状极为相似。但焦虑障碍神经系统查体并无明显的运动迟缓及肌张力增高等锥体外系体征,缺乏明确的中枢神经系统器质性损害证据,对抗帕金森病药物疗效也不明显。结合患者病前个性、认知特点、生活事件等,焦虑症状突出,自主神经功能失调(如心悸、出汗、潮热、腹泻、便秘等)明显可诊断焦虑障碍。临床帕金森病患者也多合并睡眠及焦虑障碍,因此长期随访观察极为重要。

十八、如何鉴别老年期焦虑障碍和躯体疾病伴发的焦虑障碍?

老年期容易患躯体疾病,也经常需要服用有关药物,这两类情况都容易引起继发性焦虑。比较常见的伴有继发性焦虑的疾病有:急性心肌梗死、冠心病、阵发性心动过速、高血压、甲状腺功能亢进、嗜铬细胞瘤、绝经综合征、二尖瓣脱垂、自发性低血糖、颞叶癫痫等。临床上广泛使用激素类药后,药物引起的焦虑症状也不再罕见。继发性焦虑者有明显的器质性疾病,或有服用激素类药物史,体格检查有阳性体征,实验室及其他辅助检查有相应指标的改变。

十九、如何治疗老年期焦虑障碍?

1. 药物治疗:

(1)苯二氮䓬类药:苯二氮䓬类药物具有良好的抗焦虑作用,而且起效快,服后立即起效,是目前临床上广泛使用的抗焦虑药。常用的药物有阿普唑仑、地西泮、硝西泮、艾司唑仑、三唑仑和氯硝西泮等。这类药共同的不良反应是嗜睡、眩晕、乏力和久服成瘾。有呼吸功能障碍者禁用,因这类药有呼吸抑制作用。为避免成瘾,开始治疗焦虑时可以苯二氮䓬类药和具有抗焦虑作用的抗抑郁药合用,待用药一段时间抗抑郁药起效后,逐步停用苯二氮䓬类药。

(2)新型抗抑郁药:选择性5-羟色胺再摄取抑制剂,所有的抗抑郁药都有抗焦虑作用,但此类药物抗焦虑作用比较突出,且服用方便,每天1次,比较适合老年焦虑障碍者,如帕罗西汀、舍曲林和西酞普兰。为避免早期副作用和不能耐受,临床应从25%剂量开始逐渐加量。不良反应主要为5-羟色胺亢进症状,如恶心、呕吐、腹泻、激越、失眠、震颤、性功能障碍和体重减轻等。控制症状后,应维持用药3~6月,然后逐步停药。

(3)丁螺环酮:是一种新型抗焦虑药,为5-HTla部分受体激动剂。有较好的抗焦虑作用,而无镇静作用及成瘾性。用法为每次5 mg,每天2~3次,常用量15~30 mg/d。不良反应轻,偶有恶心、头晕、头痛、口干等。

(4)β受体阻滞剂:受体阻滞剂因能降低β肾上腺素能受体的超敏和减轻躯体的焦虑症状,故也有很好的抗焦虑作用,常辅助用于治疗焦虑症。常用的有普萘洛尔,每次10 mg,每天2~3次,20~30 mg/d。偶有头晕、乏力、恶心等不良反应,心动过缓、房室传导阻滞及哮喘患者禁用。

2.心理治疗

(1)心理健康教育:有关本病的症状和药物副作用等相关知识的教育,有助于患者对疾病的了解,缓解患者对健康的过度担心,增进医患配合,增加患者治疗的依从性。

（2）认知行为疗法：包括焦虑处理技术与认知重建两种方式。心理医师可以通过让患者回忆、想象焦虑时的场景诱导出焦虑，然后通过放松训练来减轻紧张和焦虑的躯体症状，从而改善患者的焦虑情绪。同时，医师也可通过帮助患者了解其不良的认知模式，寻找负性自动思维，纠正不良信念，进行认知重建，提高自信以达到改善焦虑情绪的能力。

3. 物理治疗

（1）生物反馈疗法：利用生物反馈仪将生物体内的生理功能记录下来，并转换为声、光等反馈信号，使患者根据反馈信号来学习调节自己体内内脏活动及其他躯体功能，以达到防治疾病的目的。生物反馈配合全身肌肉松弛训练对缓解老年患者的焦虑情绪及躯体症状都有良好的效果。

（2）重复经颅磁刺激：近年来重复经颅磁刺激被应用于治疗焦虑障碍，但目前还没有该技术应用于老年焦虑障碍患者的报道。

二十、什么是痴呆?

痴呆是老年期常见的临床综合征,是一种获得性、进行性的智能障碍综合征。痴呆以认知功能损害为核心特征,主要表现为患者日常生活、社会交往和工作能力明显减退。痴呆的认知功能损害累及不同的认知功能域,包括记忆、语言、理解、判断、运用、计算、视空间技能、分析及解决问题等,在病程某一阶段常伴有精神行为和人格异常。

二十一、什么是谵妄?

谵妄又称急性精神错乱状态,是一种急性器质性精神障碍,以认知障碍、注意力下降、意识水平降低、精神运动异常和睡眠-觉醒周期异常及病情波动为特征。有学者定义"谵妄"为一种焦虑不安的急性意识障碍,同时伴有语言增多、活动增多、不自主运动、幻觉和错觉。谵妄症状表现类似痴呆,但是其持续时间短,病程是可逆的,因此不是痴呆。但是谵妄可能被误诊为痴呆,也会与痴呆共存。

二十二、老年期谵妄的病因有哪些?

老年期谵妄的病因主要涉及以下几个方面:

1. 衰老因素:老年人脑及特殊感觉器官衰老,特别是脑变性疾病使中枢乙酰胆碱合成减少,使记忆、学习、注意等受影响;丘脑下部神经核的衰老使老年人保持内环境稳定的调节能力降低;老年人脑血流量和葡萄糖代谢均降低;衰老的脑组织对任何原因引起的低氧血症都有高度易损性,导致谵妄发生;衰老导致药物代谢功能下降或损害,老年人对药源性谵妄有高度易感性。

2. 躯体疾病因素:心血管疾患;各种感染;戒断症状;营养性疾病;体液和电解质失衡;内分泌疾病;手术或外伤;代谢性疾病;脑血管病。

3. 药物因素:酒精或药物中毒,如利尿剂;镇静安眠药;止痛药;抗组胺药;抗震颤麻痹药;抗抑郁药;抗精神病药及洋地黄类药等。

4. 心理因素:在衰老或躯体因素所致脑损害基础上,老年人对广泛的心理-社会紧张性刺激具有易损性。

5. 其他因素:物质依赖、脱水、疼痛、睡眠或感觉剥夺等亦可引起老年人出现谵妄。

二十三、老年期谵妄常见的临床表现有哪些?

1. 核心症状

核心症状表现在3个方面:认知障碍、睡眠-觉醒周期障碍、精神运动障碍。

(1)认知障碍:知觉、思维、注意和记忆障碍;可有大量的错觉和幻觉,尤其以视幻觉最为常见;思维不连贯;注意障碍。

(2)睡眠-觉醒周期障碍:定向障碍;睡眠减少,甚至夜间彻底不眠;昼轻夜重、睡眠倒错;持续时间长,一般1周以上,病情重。

(3)精神运动障碍:①急性兴奋性谵妄:表现为大喊大叫、攻击冲动等不协调性兴奋,表情呆板、思维不连贯、幻觉和错觉,爬地、毁物,甚至冲动伤人、自伤;②运动过少性谵妄:最常见,主要表现为运动减少、睡眠-觉醒周期障碍,昼轻夜重,夜半起床摸索不停,脱衣解裤、赤身裸体、随地便溺、不知羞耻等本能障碍明显。③混合型。

2. 附加症状

(1)各种情感症状:恐惧、淡漠、愤怒、抑郁。

(2)自主神经症状:特别是交感神经系统过度兴奋,

在恐惧或活动过度时可附带发生,表现为面色潮红、瞳孔散大、心动过速、出汗、大小便失禁等。

二十四、哪些情况下需警惕可能出现老年期谵妄?

以下情况需警惕老年期谵妄:①在原发躯体疾患基础上突然出现精神症状;②起病急,言语紊乱,行为杂乱;③起病急,病程短,精神症状变化快;④病情中突然出现精神症状,无法用原精神疾病解释;⑤突然找不到厕所、床铺,时间地点等定向障碍,随地便溺等摸索状态,以及记忆障碍等;⑥突然发生丰富的错幻觉,与病情发展不相符;⑦突然发生行为紊乱,兴奋冲动或缄默不语等;⑧注意力不集中或不能持久,以致无法进行有效交谈;⑨发生精神症状存在一定规律,昼轻夜重、昼重夜轻、睡眠倒错等,清醒期无法回忆;⑩在变换精神药物期间,突然出现以上情况者。

二十五、老年期谵妄的发病情况如何?

据美国精神病协会的报告,术后谵妄的发病率高达

51%,老年人住院期间的患病率为10%～40%,总患病率为5%～61%,谵妄发生1年后患者死亡率可达10%。不同躯体疾病引发谵妄的概率:手术(占50%),癌症(25%～40%),感染(27%),神经系统疾病(17%),药物过量及心血管系统疾病(15%),代谢障碍、消化系统疾病(7%),合并多种躯体疾病发生谵妄的概率增高。

二十六、老年期谵妄患者的诊断要点有哪些?

诊断老年期谵妄时应注意以下要点:

1. 急性发作:谵妄往往突然发生,通常持续数小时或数天。

2. 起伏不定的病程:症状在24小时内消失或几天之内精神状态的一种急性转变。患者可以在认知、记忆力、语言和组织能力几方面表现出波动状态。

波动状态的具体表现:①注意力损害:患者注意力很难维持;②记忆力损害和失定向:记忆力受损主要表现为近事记忆受损,失定向表现在日期、时间、地点等方面;③烦躁不安:在失定向和意志模糊的状态下,特别是夜晚,患者有可能做出危险的举动,例如猝倒、拔管、情感淡漠、沉默寡言、情绪易变、视听幻觉和妄想的产生；④神经科特征：震颤、姿势保持不能、肌阵挛、上肢特别是颈部的过度伸展、阅读及书写不能、视物变形、抄写错误等。

二十七、如何鉴别老年期谵妄与其他老年精神障碍？

谵妄、痴呆、抑郁，合称为 3D（delirium，dementia，depression）。

1. 谵妄与痴呆的鉴别：痴呆患者可以有失定向与易怒，但整个过程为慢性过程，逐渐加重，而谵妄多为急性过程。

2. 谵妄与抑郁的鉴别：抑郁一般是有前驱症状的缓慢呈现，并缓慢加剧，为单一时间段或经常发生的同一种状态，也可以转为慢性的过程，与谵妄的急性起病、波动状态相区别。

二十八、老年期谵妄的治疗原则是什么？

老年期谵妄的治疗原则为：

1. 监测生命体征和意识状态,保持呼吸道通畅和充足的供氧;

2. 改善血液循环保障脑、心等重要器官的供氧,停用所有非必需的药物;

3. 寻找、发现并消除导致谵妄发生的促发因素;

4. 控制兴奋激越;

5. 环境干预:让患者有安全感与定向感,避免极度的灯光、噪声和温度刺激,防止环境因素造成患者的妄想。帮助患者与外界密切接触,保证患者的睡眠环境。

二十九、人每天需要多长时间的睡眠？

人类的1/3时间是在睡眠中度过,现代社会有40%以上者存在不同形式的睡眠障碍,健康成年人每天需要7~8小时睡眠。人的一生中,睡眠时间有随着年龄增加而逐渐减少的趋势,学龄前儿童不少于9小时,到了老年期,每天5~6小时的睡眠时间可能已经足够。对个体而言,睡眠时间存在较大的差异,无论睡眠时间的长短,只要在睡醒后感到轻松、舒适、精力充沛、工作效率高,就属于正常睡眠。偶尔睡眠不足或失眠,对健康不会有不良影响。

三十、什么是失眠?

失眠是最常见的睡眠障碍,是指虽然患者有充足的睡眠时间和适宜的睡眠环境,仍出现睡眠不良,主要表现为入睡困难和(或)睡眠维持障碍,并且影响日间功能。

三十一、失眠有哪些类型?

1. 依据症状不同,睡眠障碍可分为:入睡困难、睡眠维持困难、早醒和无恢复感的睡眠四种亚型。

2. 依据起病原因,失眠分为原发性和共生性失眠。原发性失眠是指难以确定失眠的原因,共生性失眠更为常见,多与精神障碍(焦虑抑郁、物质滥用等)、躯体疾病(慢性疼痛、心血管系统疾病、呼吸系统疾病等)以及睡眠障碍(阻塞性睡眠呼吸暂停综合征、周期性肢体运动障碍、不宁腿综合征等)有关。共生性失眠并不是指失眠继发于以上疾病,仅指它们共同出现。

三十二、如何诊断失眠?

失眠的诊断标准如下:

1. 主诉入睡困难、睡眠维持困难、早醒和无恢复感的睡眠等失眠症状1项以上。

2. 有足够的睡眠机会和适宜的睡眠环境。

3. 有1项以上与失眠相关的日间功能损害:①疲倦或心神不宁;②注意力、集中力或记忆力下降;③社交能力、职业技能或学校表现下降;④情绪障碍或易怒;⑤驱动力、能量或主动性下降;⑥工作或驾驶易出错;⑦与睡眠缺失相关的紧张、头痛和胃肠道症状;⑧过分关注或担心睡眠。

三十三、失眠会导致躯体疾病吗?

失眠,尤其是慢性失眠与某些躯体疾病存在密切的联系,这些疾病包括心脏病、高血压、神经系统疾病、呼吸系统、泌尿系疾病、慢性疼痛、胃肠疾病和癌症等。这种

联系是"双向"的,一方面,慢性失眠患者发生这些疾病的
风险会高于无失眠的人;另一方面,这几种躯体疾病的患
者患病后出现失眠的可能性会增加。换言之,慢性失眠
既可能是躯体疾病的一个"诱因",也可能是其"结果"。

三十四、慢性失眠会导致心理障碍吗?

失眠和抑郁、焦虑障碍联系最为密切,这种联系可表
现为:失眠作为心理障碍的一个症状,此时患者应被诊断
为抑郁或焦虑障碍;开始是"单纯性"失眠,后来诱发抑郁
症或焦虑症,与无失眠者相比,失眠者在今后1年中新发
抑郁症的风险是40倍,新发焦虑症的风险是6倍;抑郁症
或焦虑症经过有效治疗后缓解,却长期存在失眠症状,此
时这两种疾病可看作是慢性失眠的诱因。

三十五、如何治疗失眠?

失眠的治疗主要分为药物治疗和非药物治疗:

1. 药物治疗:目前,我国临床上使用的镇静催眠药主
要有2类:安定类,常用的药物有咪达唑仑、艾司唑仑、阿

普唑仑、劳拉西泮、氯硝西泮等;新型催眠药,选择性作用于安定类药物的亚受体,包括佐匹克隆、唑吡坦、扎兰普隆。催眠药的使用原则是按需、间断使用,连续使用某一种药物一般不宜超过4周。新一代安眠药物比传统药物更加安全和有效,特别对于老年人而言。

2. 非药物治疗:药物治疗并不能改变患者对睡眠的错误观念和态度,不可避免地影响了失眠的疗效,特别是长期疗效,非药物治疗的重要性日益凸现出来。失眠的非药物治疗主要是指认知行为治疗,主要包括五部分:①睡眠卫生教育:睡眠卫生教育是希望通过改变患者的生活方式和生活环境来改善其睡眠质量;②刺激控制治疗:帮助患者建立快速入睡和卧室与床之间的固定联系,主要通过减少影响睡眠的活动来达到;③睡眠限制:通过减少日间滞留在床上的时间,以增加夜间睡眠的时间和提高睡眠的效率;④逆向意志:让患者经历最担心的事,来消除与之相关的焦虑;⑤松弛治疗:松弛治疗是近年来被医学界所重视的一种认知行为治疗,包含多种不同的技术,主要有渐进性肌肉松弛、生物反馈、意象联想、冥想等。

三十六、为什么不能用饮酒的方法治疗失眠?

酒具有镇静和中枢神经抑制作用,饮酒后能够让人较快地入睡,但是,发生失眠后切不可借酒入睡。第一,这种镇静作用会很快出现耐受性,催眠效应最短在连续使用2~3天后就会下降;第二,饮酒虽然可能加快入睡,但会增加后半夜的觉醒概率,总体上改善睡眠的作用有限;第三,发生耐受性后,如果为了继续保持其催眠作用而不断增加饮酒量,则最终可能发生酒精依赖,而酒精依赖本身就容易引起失眠,而且这种物质依赖性失眠更难以治疗。

三十七、老年人使用催眠药物应注意哪些问题?

催眠药对老年人最大的风险是跌倒,而由于催眠药导致跌倒的危险增加了3~7倍,髋关节骨折的危险增加了4倍。催眠药使用不当或超量服用是主要危险因素,此外,半衰期长的催眠药容易在体内蓄积,导致昏沉、行走不稳等,尤其伴有视力差、行动不便、血压不稳时,更容易跌倒致使颅脑外伤、髋关节骨折等,有时是致命的。因此,老年失眠症的治疗应首选非药物方法,必要时适当用药,而且以剂量低、半衰期短、有效、个体化为原则,避免过量或滥用。

参考文献

1. 陈灏珠,何梅先,魏盟,等:《实用心脏病学》,上海科学技术出版社,2007年第4版。

2. 李小鹰:《中华老年医学》,人民卫生出版社,2016年第1版。

3. 葛均波,徐永健:《内科学》,人民卫生出版社,2013年第8版。

4. 中国老年医学学会高血压分会:《中国老年高血压管理指南2019》,载《中华老年多器官疾病杂志》,2019,18(2):81—106。

5.《中国高血压防治指南》修订委员会:《中国高血压防治指南2018年修订版》,载《心脑血管病防治》,2019,19(1):1—44。

6. 中国老年医学学会高血压分会:《老年人异常血压

波动临床诊疗中国专家共识》，载《中国心血管杂志》，2017，22(1):1—11。

7. 中华预防医学会:《中国高龄老年人血压水平适宜范围指南》，载《中华疾病控制杂志》，2021，25(3):249—257。

8. 中华医学会老年医学分会:《高龄老年冠心病诊治中国专家共识》，载《中华老年医学杂志》，2016，7:683—691。

9. 中华医学会心血管病学分会:《稳定性冠心病诊断与治疗指南》，载《中华心血管病杂志》，2018，46(9):680—694。

10. 中国老年学和老年医学学会:《高龄老年(≥75岁)急性冠状动脉综合征患者规范化诊疗中国专家共识》，载《中国循环杂志》，2018，33(8):732—750。

11. 社区人群心血管疾病综合防治指南(试行)编审委员会:《社区人群心血管疾病综合防治指南(试行)》，载《中国医学前沿杂志》，2017，9(1):20—36。

12. 中华医学会:《血脂异常基层诊疗指南(实践版·2019)》，载《中华全科医师杂志》，2019，18(5):417—421。

13. 中华医学会:《冠心病心脏康复基层指南(2020年)》,载《中华全科医师杂志》,2021,20(2):150—165。

14. 慢性阻塞性肺疾病急性加重(AECOPD)诊治专家组:《慢性阻塞性肺疾病急性加重(AECOPD)诊治中国专家共识(2017年更新版)》,载《国际呼吸杂志》,2017,(14):1041—1057。

15. 中华医学会呼吸病学分会慢阻肺学组:《慢性阻塞性肺疾病基层诊疗指南(2018实践版)》,载《中华全科医师杂志》,2018,17(11):856—870。

16. 慢性阻塞性肺疾病急性加重抗感染治疗中国专家共识编写组:《慢性阻塞性肺疾病急性加重抗感染治疗中国专家共识》,载《国际呼吸杂志》,2019,39(17):1281—1296。

17. 中华医学会呼吸病学分会慢性阻塞性肺疾病分组:《慢性阻塞性肺疾病诊治指南(2021年修订版)》,载《中华结核和呼吸杂志》,2021,44(3):170—205。

18. 中华医学会神经病学分会,中华医学会神经病学会脑血管病学组:《中国脑血管病一级预防指南2019》,载《中华神经科杂志》,2019,52(9):684—709。

19. 中华医学会神经病学分会,中华医学会神经病学分会脑血管病学组:《中国脑血管病一级预防指南2015》,载《中华神经科杂志》,2015,48(8):629—643。

20. 国家卫生计生委脑卒中防治工程委员会:《中国脑卒中血糖管理指导规范(2015年版)》,载《全科医学临床与教育》,2016,14(1):3—6。

21.《中华健康管理学杂志》编辑委员会,中华医学会健康管理学分会,全国脑血管病防治研究办公室:《脑血管健康管理与脑卒中早期预防专家共识》,载《中华健康管理学杂志》,2017,11(5):397—407。

22. 国家卫生计生委脑卒中防治工程委员会:《中国脑卒中防治血压管理指导规范》,载《实用心脑肺血管病杂志》,2017,25(10):87.

23. 中国痴呆与认知障碍诊治指南写作组,中国医师协会神经内科医师分会认知障碍疾病专业委员会:《2018中国痴呆与认知障碍诊治指南(七):阿尔茨海默病的危险因素及其干预》,载《中华医学杂志》,2018,98(19):1461—1466。

24. 中国痴呆与认知障碍诊治指南写作组,中国医师协会神经内科医师分会认知障碍疾病专业委员会:《中国阿尔茨海默病一级预防指南》,载《中华医学杂志》,2020,

100(35):2721—2735。

25. 中国老年医学学会认知障碍分会,认知障碍患者照料及管理专家共识撰写组:《阿尔茨海默病患者日常生活能力和精神行为症状及认知功能全面管理中国专家共识(2019)》,载《中华老年医学杂志》,2020,39(1):1—8。

26. 国家卫生健康委办公厅:《阿尔茨海默病的诊疗规范(2020年版)》,载《全科医学临床与教育》,2021,19(1):4—6。

27. 中国微循环学会神经变性病专委会,中华医学会神经病学分会神经心理与行为神经病学学组,中华医学会神经病学分会神经康复学组:《阿尔茨海默病康复管理中国专家共识(2019)》,载《中华老年医学杂志》,2020,39(1):9—19。

28. 中华医学会神经病学分会帕金森病及运动障碍学组,中国医师协会神经内科医师分会帕金森病及运动障碍学组:《中国帕金森病治疗指南(第四版)》,载《中华神经科杂志》,2020,53(12):973—986。

29. 中华医学会全科医学分会,中华医学会《中华全科医师杂志》编辑委员会,神经系统疾病基层诊疗指南编写专家组:《帕金森病基层诊疗指南(2019年)》,载《中华全科医师杂志》，2020，19（1）：5—17。

30. 帕金森病运动并发症中西医结合诊治专家共识写作组：《帕金森病运动并发症中西医结合诊治专家共识》，载《中国神经免疫学杂志》，2020，27（4）：247—252。

31. 中华医学会神经病学分会帕金森病及运动障碍学组，中国医师协会神经内科分会帕金森病及运动障碍专业委员会：《帕金森病前驱期诊断研究标准中国专家共识》，载《中华老年医学杂志》，2019，38（8）：825—831。

32. 中华医学会神经病学分会帕金森病及运动障碍学组，中国医师协会神经内科分会帕金森病及运动障碍学组：《帕金森病非运动症状管理专家共识（2020）》，载《中华医学杂志》，2020，100（27）：2084—2091。

33. 中华医学会神经外科学分会功能神经外科学组，中国帕金森病脑深部电刺激疗法专家组：《中国帕金森病脑深部电刺激疗法专家共识（第二版）》，载《中华神经外科杂志》，2020，36（4）：325—338。

34. 国家老年医学中心，中华医学会老年医学分会，中国老年保健协会糖尿病专业委员会：《中国老年糖尿病诊疗指南（2021年版）》，载《中华糖尿病杂志》，2021，13（1）：14—46。

35. 国家老年医学中心,中国老年保健医学研究会老龄健康服务与标准化分会,《中国老年保健医学》杂志编辑委员会:《老年人糖尿病前期干预指南》,载《中国老年保健医学》,2018,16(3):23—24。

36. 中国研究型医院学会糖尿病学专业委员会分级诊疗与基层管理糖尿病学组:《2型糖尿病分级诊疗与质量管理专家共识》,载《中国医学前沿杂志》,2020,12(5):38—53。

37. 中国医师协会风湿免疫科医师分会痛风专业委员会(学组),中华医学会《中华全科医师杂志》编辑委员会《痛风及高尿酸血症基层诊疗指南》编写专家组:《痛风及高尿酸血症基层诊疗指南(2019)》,载《中华全科医师杂志》,2020,19(4):293—303。

38. 中国医师协会风湿免疫科医师分会痛风专业委员会(学组),中华医学会《中华全科医师杂志》编辑委员会《痛风及高尿酸血症基层诊疗指南》编写专家组:《痛风及高尿酸血症基层诊疗指南(实践版.2019)》,载《中华全科医师杂志》,2020,19(6):486—493。

39. 中华医学会内分泌学分会:《中国高尿酸血症与痛风诊疗指南(2019)》,载《中华内分泌代谢杂志》,2020,

36(1):1—13。

40. 中国医师协会风湿免疫科医师分会痛风学组,朱剑,赵毅,徐东,等:《痛风相关知识问答(四):并发症和伴发疾病》,载《中华内科杂志》,2018,57(12):930—931。

41. 中国风湿免疫科相关专家小组,黄叶飞,杨克虎,陈澍洪,等:《高尿酸血症/痛风患者实践指南》,载《中华内科杂志》,2020,59(7):519—527。

42.《中国老年骨质疏松症诊疗指南》(2018)工作组,中国老年学和老年医学学会骨质疏松分会:《中国老年骨质疏松症诊疗指南(2018版)》,载《中国骨质疏松杂志》,2018,24(12):1541—1567。

43. 中华医学会骨质疏松和骨矿盐疾病分会:《维生素D及其类似物临床应用共识》,载《中华骨质疏松和骨矿盐疾病杂志》,2018,11(1):1—19。

44. 中华医学会物理医学与康复学会,中国老年学和老年医学学会骨质疏松康复分会:《原发性骨质疏松症康复干预中国专家共识》,载《中华物理医学与康复杂志》,2019,41(1):1—7。

45. 中华医学会,中华医学会杂志社,中华医学会全科医学分会,中华医学会《中华全科医师杂志》编辑委员会,内分泌疾病系统病基层诊疗指南编写专家组:《原发性骨质疏松症基层诊疗指南(实践版·2019)》,载《中华全科医师杂志》,2020,19(4):316—323。

46. 中国风湿免疫科相关专家小组(统称):《骨质疏松症患者实践指南》,载《中华内科杂志》,2020,59(12):953—959。

47. 中国老年保健医学研究会,老龄健康服务与标准化分会:《居家(养护)老年人共病综合评估和防控专家共识》,载《中国老年保健医学杂志》,2018,16(3):2—31。

48. 中国中西医结合学会男科专业委员会:《良性前列腺增生中西医结合诊疗指南(试行版)》,载《中华男科学杂志》,2017,23(3):280—285。

49. 中华医学会消化病学分会胃肠动力学组,中华医学会消化病学分会功能性胃肠病协作组:《中国慢性便秘专家共识意见(2019,广州)》,载《中华消化杂志》,2019,39(9):577—598。

50. 中华医学会消化病学分会胃肠动力学组,中华医学会消化病学分会胃肠功能性疾病协作组:《中国功能性消化不良专家共识意见(2015,上海)》,载《中华消化杂志》,2016,36(4):217—229。

51. 中国老年保健医学研究会老龄健康服务与标准化分会:《中国老年人便秘评估技术应用共识》,载《中国老年保健医学》,2019,17(4):46—47。

52. 中国营养学会膳食指南修订专家委员会老年膳食指南修订专家工作组:《〈中国老年人膳食指南(2016)〉解读与实践应用》,载《老年医学与保健》,2017,23(2):69—72。

53. 中国营养学会老年营养分会:《肌肉衰减综合征营养与运动干预中国专家共识(节录)》,载《营养学报》,2015,37(4):320—324。

54. 中国老年医学学会营养与食品安全分会:《老年患者家庭营养管理中国专家共识(2017版)》,载《中华循证医学杂志》,2017,17(11):1251—1259。

55. 中国医学会老年医学分会:《老年患者衰弱评估与干预中国专家共识》,载《中华老年医学杂志》,2017,36(3):251—256。

56. 中华医学会肠外肠内营养学分会老年营养支持学组:《中国老年患者肠外肠内营养应用指南》,载《中华老年医学杂志》,2020,39(2):119—132。

57. 中华医学会精神病学分会:《老年期抑郁障碍诊

疗专家共识,载《中华精神科杂志》,2017,50(5):329—334。

58. 李小鹰,蹇在金,陈晓春,等:《中华老年医学》,人民卫生出版社,2015年版,81—96。

59. 高焕民,柳耀泉,吕辉,等:《老年心理学》,科学出版社,2007年版,168—174。

60. 吴文源,孙学礼,施慎逊:《焦虑障碍防治指南》,北京:人民卫生出版社,2016年版,61—64。

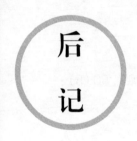

后记

　　积极的老龄化是一个理念构想——制度设计——政策实施的过程,这是一个不断发展、不断完善、不断实践的过程。本书写作的初衷是想在积极老龄化的背景下,在前人进行的自然科学、社会科学领域相关研究成果的基础上,充分运用本人在老年医学领域多年的研究成果,结合现代医学最新发展趋势,用通俗化的语言对老年病学中常见的疾病管理进行经验推介,以求对老年人健康养老、快乐养老起到积极作用,同时,也希望本书的研究成果,能对有关部门进行积极、快乐、健康的老年管理提供参考。基于此出发点,本人对前期研究项目进行了系统整理和对本书稿进行了整体思考、策划,拟定结构布局,列出撰写提纲和详细目录,撰写了核心内容、审订了最终文稿。特别要说明的是,为了确保本书的科学性、前沿性、实用性,本人邀请了长期从事老年医学临床工作的潘波、赖亚宇、欧素

后 记

巧、陈月、孙丽君等同志参与了部分初稿写作,潘波同志还参与了部分审稿工作,秦磊、瞿鹏、冉丽娟等同志也提供了一定帮助和支持,在此,一并致谢。

　　本书的编写,系统总结了多位同志临床实践心得体会,并广泛参阅了同行文献资料,因成果吸收形式基本上是采用综合转述或改写的方式,不便加注,只在书后附上参阅文献,在此特别说明,并向相关专家深表谢意。在整个研究过程中,我们始终贯彻以人民为中心的理念,坚守为老年医学服务的情怀,坚持精益求精的科学态度,注重运用科学严谨的研究方法,面向积极老龄化背景下的老年医学领域,力求为众多的老年人提供医学服务,期望本书能够成为众多老年读者有益的医学手册。

　　本书的出版,得到重庆市科技项目的资助,陆军第九五八医院领导们的大力支持,重庆出版集团的编辑别必亮、徐飞、苏晓岚等同志对本书的出版也给予了大力的支持和帮助,在此致以最崇高的敬意和衷心的感谢!

陆军第九五八医院

毛梅